Le pouvoir de l'esprit : maîtriser l'hypnose pour transformer votre vie

FRANÇOIS KIESGEN de RICHTER

Code ISBN : **9798850070007**
Marque éditoriale : Independently published
Copyright © 2023 François Kiesgen de Richter

Table des matières

Chapitre 1 - qu'est-ce que l'hypnose ?

Chapitre 2 - Les mythes et les réalités de l'hypnose

Chapitre 3 - Les différentes approches de l'hypnose : classique, éricksonnienne, humaniste, etc.

Chapitre 4 - Les bienfaits de l'hypnose sur le corps et l'esprit

Chapitre 5 - Les principes originels de l'hypnose

Chapitre 6 - Préparation mentale pour l'hypnose

Chapitre 7 - établir un lien de confiance avec le sujet

Chapitre 8 - Techniques d'induction rapide

Chapitre 9 - techniques d'induction progressive

Chapitre 10 - l'art d'induire un état hypnotique sur soi-même, l'autohypnose

Chapitre 11- Approfondir l'état hypnotique

Chapitre 12 - Approfondissement de la relaxation

Chapitre 13 - Utilisation de suggestions post-hypnotiques

Chapitre 14 - Exploration des différentes phases de l'état hypnotique

Chapitre 15 - applications pratiques de l'hypnose

Chapitre 16 - hypnose et Développement personnel : confiance en soi, motivation, estime de soi

Chapitre 17 - hypnose et Santé : Gestion de la douleur, amélioration du sommeil

Chapitre 18 - hypnose et habitudes : se libérer des addictions, modifier les comportements indésirables

Chapitre 19 - hypnose et créativité : Stimulation de l'imagination, Développement artistique

Chapitre 20 - hypnose et relations interpersonnelles : communication, résolution de conflits, empathie

Chapitre 21 - hypnose avancée et domaines spécialisés

Chapitre 22 - utilisation de métaphores en hypnose

Chapitre 23 - Hypnose pour la gestion du stress et de l'anxiété

Chapitre 24 - Hypnose et performance : sport, études, travail

Chapitre 25 - hypnose et thérapies complémentaires : hypnothérapie, hypnose médicale, hypnose éricksonnienne.

Chapitre 26 - études de cas et scripts d'hypnose

Chapitre 27 - éthique et responsabilité en hypnose

Chapitre 28 - éthique professionnelle en hypnose

Chapitre 29 - précautions et contre-indications de l'hypnose

Chapitre 30 - Conclusion

Chapitre 31 - Exemple d'un script d'hypnose en séance

Chapitre 1 - qu'est-ce que l'hypnose ?

Dans les méandres enchantés de l'esprit, l'hypnose se présente telle une muse mystérieuse, prête à nous dévoiler les secrets les plus profonds de notre être. Tel un poème envoûtant, elle nous transporte au-delà des frontières de la conscience, nous plongeant dans un océan d'émotions et d'explorations intérieures. À travers les voiles diaphanes du subconscient, elle déploie ses ailes de douce persuasion, invitant l'âme à se libérer de ses entraves et à se laisser guider vers une métamorphose radieuse.

Qu'est-ce donc que l'hypnose ? Les mots, fragiles vaisseaux du sens, peinent à saisir toute l'étendue de son essence. C'est un état altéré de conscience, une porte entre le réel et l'imaginaire, où les limites de la perception se diluent et où les possibilités se multiplient. Comme un rêve éveillé, l'hypnose permet à l'esprit de se tourner vers l'intérieur, de s'abandonner aux murmures du subconscient, pour y découvrir des trésors insoupçonnés.

Dans cette danse envoûtante avec l'inconscient, l'hypnose révèle des vérités enfouies, des souvenirs perdus et des schémas profondément ancrés. Elle s'insinue subtilement dans les méandres de notre être, ouvrant les portes secrètes de notre histoire personnelle. Elle tisse des liens intimes entre notre passé et notre présent, révélant les nœuds qui entravent notre épanouissement.

Mais, l'hypnose ne se limite pas à une simple introspection. Elle déploie ses ailes d'or dans le domaine de la guérison, effleurant délicatement les blessures de l'âme et apaisant les tourments du corps. Elle est une alliée précieuse dans la quête de bien-être, permettant de soulager les douleurs physiques, d'apaiser les tensions émotionnelles et d'ouvrir les portes de la sérénité.

Pour comprendre les mystères de l'hypnose, il est essentiel de connaître les différentes approches qui la caractérisent.

L'hypnose classique, héritière des illustres pionniers du XIXe siècle, puise sa force dans la suggestion directe et l'autorité hypnotique. Elle se pare des couleurs chatoyantes de l'Ancien Monde, où l'hypnothérapeute guide son sujet avec une main ferme et bienveillante.

L'hypnose éricksonnienne, quant à elle, s'inscrit dans une symphonie plus subtile, orchestrée par les doux murmures de la voix et les récits enchanteurs. Inspirée par le célèbre Milton H. Erickson, elle fait appel à la puissance de l'inconscient pour guider les transformations intérieures. Tel un poète, l'hypnotiseur tisse des métaphores, suscitant l'émergence de nouveaux sens et de nouvelles perspectives.

Une autre voie, celle de l'hypnose humaniste, se fait entendre dans les murmures des êtres en quête de sens. Elle honore la beauté de l'âme humaine et célèbre la puissance de l'autonomie. Tel un écho vibrant dans les recoins les plus sombres de l'esprit, elle éveille la conscience à sa propre grandeur et invite chacun à devenir le héros de sa propre histoire. L'hypnose humaniste, telle une muse bienveillante, s'adresse à l'essence même de l'individu. Elle explore les profondeurs de l'être, les aspirations cachées, les forces intérieures qui sommeillent. Elle invite à un voyage intérieur, où le sujet est le capitaine de son navire, guidé par le thérapeute comme un phare bienveillant. Dans cette danse hypnotique, le guide, tel un poète des temps modernes, tisse des liens subtils avec l'inconscient de son patient. Il l'invite à explorer son monde intérieur, à s'ouvrir à ses émotions les plus profondes, à découvrir ses valeurs et ses aspirations authentiques. Tel un orfèvre de l'esprit, il façonne les mots avec délicatesse, créant un espace de sécurité et de confiance où le sujet peut s'épanouir pleinement. Dans cette approche humaniste, l'hypnose devient une source de réconciliation, permettant de guérir les blessures de l'âme et de retrouver l'unité perdue. Elle offre un refuge dans les tourments de l'existence, une échappée vers un territoire dans lequel l'amour de soi et la compassion se mêlent harmonieusement. Tel un poème vibrant, elle célèbre la beauté des imperfections, la richesse des émotions et la capacité infinie de l'être humain à se transformer. L'hypnose humaniste ouvre les portes de l'introspection, de l'exploration de soi et de la croissance personnelle. Elle nourrit la flamme intérieure de la conscience, offrant des outils puissants pour se connecter à sa propre vérité et trouver un sens profond dans sa vie. Tel un poète maudit, le thérapeute humaniste explore les zones d'ombre de l'âme, cherchant à révéler la lumière qui brille en chacun.

Au cœur de la voie hypnotique se trouve la croyance en la capacité innée de l'être humain à se guérir lui-même. L'hypnose murmure à l'oreille de l'âme : « Soyez vous-même, assumez votre puissance, embrassez votre unicité ». Elle encourage la prise de responsabilité et l'autonomie, invitant chacun à devenir l'architecte de sa propre réalité. Ainsi, l'hypnose offre une vision empreinte d'espoir, de compassion et de confiance en la nature humaine. Elle est un appel à la réconciliation avec soi-même, à l'épanouissement de son plein potentiel et à la création d'une existence authentique et épanouissante.

Chapitre 2 - Les mythes et les réalités de l'hypnose

Au cœur des méandres de l'hypnose, les mythes et les réalités s'entremêlent, tels des tourbillons d'ombres et de lumières dans l'esprit humain. Les voiles du mystère se déploient, éveillant l'imagination fertile de ceux qui osent plonger dans cet univers envoûtant. Mais, quels sont donc les mythes qui entourent l'hypnose, et quels sont les éclats de vérité qui brillent au-delà de ces illusions éphémères ?

L'un des mythes les plus tenaces est celui de l'emprise totale de l'hypnothérapeute sur son sujet. Tel un chef d'orchestre tyrannique, on l'imagine dominer l'esprit du sujet, le contrôlant à sa guise. Mais, la réalité est bien différente. L'hypnose est un état de collaboration et de consentement mutuel. Le sujet hypnotisé conserve son libre arbitre et reste maître de sa propre expérience. L'hypnotiseur, tel un guide bienveillant, facilite l'accès à l'inconscient, mais il ne peut pas contraindre le sujet à faire quoi que ce soit qui serait contraire à ses valeurs ou à sa volonté profonde.

Un autre mythe répandu est celui de la vulnérabilité extrême du sujet pendant l'état hypnotique. On imagine le sujet comme une proie sans défense, à la merci de l'hypnothérapeute. Mais, la réalité est bien différente. L'état hypnotique est un état de conscience modifié dans lequel le sujet est souvent plus réceptif aux suggestions, mais cela ne signifie pas qu'il perd sa capacité à discerner ou à se protéger. Le sujet conserve ses filtres de protection naturels et peut rejeter toute suggestion qui lui semblerait inappropriée ou contraire à ses valeurs. L'hypnose ne fait que faciliter l'accès à la richesse de l'inconscient, sans compromettre l'intégrité et la sécurité du sujet.

Un autre mythe qui persiste est celui de la manipulation ou du lavage de cerveau. On imagine que l'hypnose est une technique de contrôle mental, permettant de modifier les croyances et les comportements du sujet de manière coercitive. Mais, la réalité est bien différente. L'hypnose ne peut pas changer fondamentalement la nature d'une personne ni l'obliger à réaliser des actions en contradiction avec ses valeurs ou sa morale. Les suggestions hypnotiques sont établies sur la collaboration et l'accord mutuel entre l'hypnothérapeute et le sujet. L'hypnose peut être utilisée de manière éthique et responsable pour aider le sujet à atteindre ses objectifs personnels et à développer son potentiel, mais elle ne peut pas être utilisée pour manipuler ou contraindre une personne contre sa volonté.

Un dernier mythe fréquent est celui de l'hypnose comme une solution miracle pour tous les problèmes. On imagine que l'hypnose peut instantanément résoudre toutes les difficultés, effacer les traumatismes profonds ou guérir toutes les maladies. Mais, la réalité est bien différente. L'hypnose est un outil puissant, mais elle n'est pas un remède universel. Elle peut être utilisée en complément d'autres approches thérapeutiques, médicales ou psychologiques, pour soutenir le processus de guérison et de transformation. Les résultats de l'hypnose peuvent varier d'une personne à l'autre. Il est aussi important de garder des attentes réalistes et de reconnaître que chaque individu est unique dans sa réponse à l'hypnose.

Ainsi, entre les mythes qui alimentent notre imaginaire collectif et les réalités qui se dessinent dans les expériences concrètes, l'hypnose se déploie telle une énigme fascinante. Elle nous invite à dépasser les idées préconçues et à explorer les multiples facettes de cette pratique millénaire. Comme un récit romanesque, l'hypnose offre une symphonie complexe de vérités et d'illusions, où chacun peut trouver sa propre interprétation, son propre chemin vers la découverte de soi.

Chapitre 3 - Les différentes approches de l'hypnose : classique, éricksonnienne, humaniste, etc.

Tel un kaléidoscope hypnotique, le script se décline en une palette infinie d'approches et de techniques, offrant ainsi une diversité enchanteresse à ceux qui explorent ses chemins. Trois écoles majeures se distinguent dans cet univers énigmatique : l'hypnose classique, l'hypnose éricksonnienne et l'hypnose humaniste. Chacune d'entre elles porte en elle une essence unique, une manière singulière d'aborder l'inconscient et de guider les voyageurs de l'esprit vers la transformation.

L'hypnose classique, telle une sculpture immuable, puise ses racines dans les travaux des pionniers de l'hypnose du XIXe siècle. Elle se caractérise par des inductions formelles, des suggestions directes et un hypnotiseur qui occupe une position d'autorité. Tel un maître d'orchestre exigeant, il guide le sujet avec assurance et fermeté, utilisant des techniques telles que la fixation du regard, la relaxation profonde et la suggestion directe pour induire l'état hypnotique. Cette approche s'adresse particulièrement aux personnes qui répondent bien aux directives explicites et qui recherchent une structure et un cadre solides.

L'hypnose éricksonnienne, en revanche, se présente comme une danse subtile entre le conscient et l'inconscient, inspirée par les enseignements novateurs de Milton H. Erickson. Comme un récit enchanteur, l'hypnose éricksonnienne tisse des métaphores et des histoires captivantes pour éveiller les ressources internes du sujet et favoriser le changement. Elle se caractérise par une approche souple et non directive, où l'hypnotiseur utilise des suggestions indirectes, des langages métaphoriques et des techniques d'induction subtiles pour susciter l'émergence de nouvelles compréhensions et de nouvelles possibilités. Cette approche convient particulièrement aux personnes créatives, imaginatives et ouvertes à l'exploration de leur monde intérieur.

Enfin, l'hypnose humaniste, telle une symphonie de l'âme, célèbre la beauté et la puissance de l'individu. Elle s'inscrit dans une perspective holistique de l'être humain, mettant l'accent sur la croissance personnelle, la réalisation de soi et la recherche de sens. Comme un poème vibrant, l'hypnose humaniste invite le sujet à se connecter à sa propre vérité, à ses valeurs profondes et à sa vision du monde. Elle utilise des techniques telles que la régression dans les âges précoces, le dialogue avec les parties de soi et l'exploration des archétypes pour guider le sujet vers une meilleure connaissance de lui-même et une transformation positive. Cette approche convient particulièrement aux personnes en quête de développement personnel, de guérison intérieure et d'épanouissement spirituel.

Au-delà de ces trois écoles principales, de nombreuses autres approches et techniques émergent, enrichissant encore plus le paysage hypnotique. L'hypnose conversationnelle, par exemple, s'établit sur l'utilisation subtile du langage et de la communication pour induire des états hypnotiques et susciter le changement. L'hypnose régressive, quant à elle, permet de remonter dans le temps pour explorer les origines des problématiques actuelles et les résoudre à leur source. L'hypnose intégratrice, de son côté, combine différentes approches pour créer un processus personnalisé et adapté à chaque individu.

Dans cette mosaïque d'approches, chaque praticien de l'hypnose déploie sa propre signature, sa propre sensibilité et son propre style. Comme un peintre qui manie ses pinceaux avec virtuosité, chaque hypnotiseur façonne l'expérience hypnotique selon sa vision et sa compréhension uniques de l'être humain. Ainsi, l'hypnose révèle sa richesse infinie, son pouvoir transformateur et son potentiel illimité, offrant à ceux qui s'y aventurent un univers en perpétuelle expansion.

Chapitre 4 - Les bienfaits de l'hypnose sur le corps et l'esprit

Comme un baume enchanteur pour l'âme tourmentée, l'hypnose déploie ses ailes bienfaisantes sur le corps et l'esprit, offrant une véritable oasis de guérison et de transformation. À travers ses doux murmures hypnotiques, elle caresse les blessures de l'existence et apaise les tourments intérieurs, révélant ainsi les bienfaits profonds qu'elle peut procurer.

Sur le plan physique, l'hypnose agit comme une source de soulagement et de réconfort. Tel un élixir bienfaisant, elle peut atténuer la douleur, faciliter la récupération après une intervention chirurgicale ou une blessure, et apaiser les symptômes de diverses affections médicales. Grâce à l'utilisation de suggestions thérapeutiques ciblées, l'hypnose permet de moduler la perception de la douleur, d'améliorer la régulation du système immunitaire et d'induire un état de relaxation profonde propice à la guérison. Tel un baume apaisant sur une plaie ouverte, elle offre un répit précieux dans le tumulte du corps souffrant.

Mais, les bienfaits de l'hypnose ne se limitent pas sur le plan physique. Elle s'étend également sur les rives de l'esprit, où elle révèle toute sa puissance de transformation. Comme un psychanalyste des profondeurs, l'hypnose offre un accès privilégié à l'inconscient, cette part obscure et lumineuse de notre être. Elle permet d'explorer les schémas de pensée limitants, de libérer les blocages émotionnels et de retrouver un équilibre intérieur. Tel un miroir magique, elle reflète les zones d'ombre de l'âme, offrant une opportunité de guérison profonde et de libération.

L'hypnose se révèle également un allié précieux dans le domaine de la santé mentale. Elle peut être utilisée pour soulager l'anxiété, la dépression, les phobies et les troubles du sommeil. Tel un guide éclairé dans les méandres de l'esprit, l'hypnotiseur utilise des techniques spécifiques pour aider le sujet à reprogrammer ses schémas de pensée négatifs, à renforcer sa confiance en lui et à cultiver un état d'esprit plus positif. Elle favorise ainsi la résilience, la croissance personnelle et l'épanouissement émotionnel.

Mais, l'hypnose ne se limite pas à guérir les maux de l'âme, elle ouvre également les portes de la créativité et de l'épanouissement personnel. Tel un souffle d'inspiration divin, elle stimule l'imagination, libère les blocages créatifs et favorise l'accès à des ressources intérieures insoupçonnées. Elle peut être utilisée pour améliorer les performances artistiques, sportives ou professionnelles, en facilitant la visualisation, la concentration et la confiance en soi.

Chapitre 5 - Les principes originels de l'hypnose

Comme un ballet mystérieux entre l'esprit et le corps, l'hypnose repose sur des principes fondamentaux qui guident ses pas dans l'univers énigmatique de l'inconscient. Comme un conte qui suit une structure rythmique précise, l'hypnose se déploie selon des règles immuables, créant ainsi un espace d'exploration et de transformation.

Le premier principe de l'hypnose réside dans l'importance de l'état de relaxation. Tel un doux murmure apaisant, la relaxation profonde permet d'ouvrir les portes de l'inconscient, de calmer le tumulte du mental et de faciliter l'accès à des niveaux de conscience plus profonds. Elle favorise l'émergence d'une réceptivité accrue aux suggestions hypnotiques et permet de contacter des ressources intérieures insoupçonnées. Tel un voyageur qui s'abandonne aux courants d'un fleuve apaisé, le sujet hypnotisé se laisse porter par les vagues de détente et d'ouverture, prêt à explorer les horizons de son être.

Le second principe fondamental de l'hypnose réside dans le pouvoir des suggestions. Telles des graines plantées dans un sol fertile, les suggestions hypnotiques ont le pouvoir d'influencer les perceptions, les pensées et les comportements du sujet. Elles agissent comme des messages subtils à l'inconscient, orientant l'esprit vers de nouvelles directions et favorisant le changement souhaité. Les suggestions peuvent prendre différentes formes, qu'elles soient directes, indirectes, verbales, visuelles ou symboliques. Comme des mots choisis avec soin dans un poème, elles sèment les graines de la transformation, encourageant le sujet à écrire un nouveau chapitre de son histoire.

Le troisième principe de l'hypnose réside dans la capacité à induire un état de focalisation de l'attention. Tel un éclat de lumière qui attire le regard dans un tableau, l'hypnotiseur guide l'attention du sujet vers des éléments spécifiques, détournant ainsi l'attention des distractions extérieures et internes. Cette focalisation de l'attention permet d'amplifier l'expérience hypnotique, de renforcer les suggestions et d'approfondir l'exploration de l'inconscient. Comme un poème qui capte l'attention par sa beauté envoûtante, l'hypnose dirige le regard de l'esprit vers des aspects spécifiques de la réalité intérieure.

Le quatrième principe fondamental de l'hypnose réside dans l'idée de collaboration et de consentement mutuel. Tel un danseur qui guide son partenaire avec respect et bienveillance, l'hypnotiseur et le sujet entrent dans une relation de confiance et de collaboration. L'hypnotiseur propose des suggestions et des directions, mais c'est le sujet qui conserve son libre arbitre et décide ce qu'il est prêt à accepter. Le respect du consentement mutuel est essentiel pour garantir l'intégrité et la sécurité du sujet hypnotisé. Comme dans les légendes qui berçaient notre enfance, les scripts tissent avec délicatesse et respect, un nouvel espace de découverte.

Enfin, le cinquième principe de l'hypnose réside dans la reconnaissance du pouvoir de l'imagination. Tel un miroir magique qui reflète les rêves et les désirs de l'âme, l'imagination joue un rôle central dans l'expérience hypnotique. C'est à travers l'imagination que les suggestions prennent vie, que les visualisations se déploient et que les ressources internes se révèlent. L'imagination est le terreau fertile où se plantent les graines de la transformation. Comme les images évocatrices d'une histoire, l'imagination donne vie aux mots, transformant ainsi les abstractions en réalités vivantes.

Ainsi, ces principes fondamentaux de l'hypnose tissent une toile invisible, mais puissante, créant un cadre structuré pour explorer l'inconscient. Le script suit cette structure formelle, permettant d'offrir un espace sûr et bienveillant pour le voyage intérieur.

Chapitre 6 - Préparation mentale pour l'hypnose

Comme un voyageur qui se prépare à une expédition captivante, la préparation mentale pour l'hypnose revêt une importance cruciale. Avant de plonger dans les profondeurs de l'inconscient, il est essentiel de cultiver un état d'esprit propice à l'exploration et à la réceptivité. Comme un apprentissage qui s'élabore avec soin, la préparation mentale prépare le terrain pour l'expérience hypnotique, créant un espace fertile pour la transformation.

La première étape de la préparation mentale consiste à cultiver une intention claire et précise. Comme un artiste qui esquisse les contours de son œuvre, définir explicitement l'objectif de l'hypnose permet de guider le voyage intérieur. Que ce soit pour surmonter une phobie, renforcer la confiance en soi ou explorer les tréfonds de l'inconscient, l'intention donne une direction à l'expérience. Comme un vers bien choisi dans un poème, l'intention donne une profondeur et un sens à l'expérience hypnotique à venir.

La seconde étape de la préparation mentale réside dans la création d'un environnement propice à la détente et à la concentration. Tel un peintre qui crée un cadre harmonieux pour sa toile, préparer un espace calme, confortable et dépourvu de distractions permet de favoriser l'immersion dans l'expérience hypnotique. Éteindre les téléphones, allumer des bougies parfumées, jouer de la musique douce, tout cela contribue à instaurer une atmosphère propice à la relaxation et à l'ouverture de l'esprit. Tel un conte qui enveloppe le lecteur dans une atmosphère envoûtante, l'environnement préparé enveloppe le sujet hypnotisé dans une bulle de quiétude et de concentration.

La troisième étape de la préparation mentale réside dans la pratique de techniques de relaxation et de centrage. Tel un danseur qui s'accorde avec la musique entrainante, prendre le temps de se détendre, de respirer profondément et de se connecter à son corps permet de calmer le tourbillon des pensées et de créer un espace intérieur propice à l'hypnose. Des techniques telles que la respiration profonde, la méditation ou la visualisation peuvent être utilisées pour cultiver un état de détente profonde. Comme des vers envoûtants dans un poème, ces pratiques préparent l'esprit à se plonger dans l'expérience hypnotique avec sérénité et ouverture.

La quatrième étape de la préparation mentale réside dans l'établissement d'une relation de confiance avec l'hypnotiseur. Tel un danseur qui s'abandonne à son partenaire, il est essentiel de se sentir en sécurité et en confiance pour permettre à l'hypnose de se déployer pleinement. Établir une communication claire, exprimer ses attentes et poser des questions permet de dissiper les doutes et les craintes éventuelles. Comme un ancrage qui résonne avec la voix de l'hypnotiseur, les mots offrent un soutien solide pour s'aventurer dans les méandres de l'esprit.

Enfin, la dernière étape de la préparation mentale réside dans la culture d'une attitude d'ouverture et de curiosité. Tel un explorateur qui embrasse l'inconnu, être prêt à accueillir les expériences et les invitations qui émergent pendant l'hypnose permet d'approfondir la transformation personnelle. Laisser de côté les attentes rigides et se laisser surprendre par les découvertes intérieures nourrit le processus hypnotique. Comme un vers audacieux dans un poème, l'ouverture d'esprit permet de transcender les limites et de s'épanouir dans l'exploration de soi.

Ainsi, la préparation mentale pour l'hypnose se tisse telle une trame subtile, préparant le terrain pour l'expérience hypnotique à venir. Comme un conte qui s'écrit avec délicatesse et intention, la préparation mentale nourrit l'esprit, le corps et l'âme, créant un espace propice à la transformation et à la découverte de soi.

Chapitre 7 - établir un lien de confiance avec le sujet

Tel un funambule qui avance avec assurance sur son fil tendu, établir un lien de confiance avec le sujet est une étape essentielle dans le processus hypnotique. Comme un poème qui captive le lecteur dès les premiers vers, la confiance tissée entre l'hypnotiseur et le sujet crée un espace sûr et bienveillant pour explorer l'esprit.

La première clé pour établir un lien de confiance réside dans l'empathie. Tel un miroir qui reflète les émotions et les expériences de l'autre, l'hypnotiseur doit faire preuve d'une écoute attentive et d'une compréhension profonde. Il doit être capable de se mettre à la place du sujet, de reconnaître ses besoins et ses préoccupations. Comme les mots choisis avec soin dans un conte, l'empathie ouvre les portes de la confiance, créant un espace dans lequel le sujet se sent écouté et compris.

La seconde clé pour établir un lien de confiance réside dans la bienveillance. Tel un rayon de soleil qui réchauffe le cœur, l'hypnotiseur doit transmettre une attitude chaleureuse et respectueuse envers le sujet. Chacun est unique, avec ses forces, ses faiblesses et ses vulnérabilités, et l'hypnotiseur doit reconnaître cette singularité et la traiter avec délicatesse. Comme les mots qui caressent l'âme dans une légende d'autrefois, la bienveillance enveloppe le sujet d'un sentiment de sécurité et de soutien.

La troisième clé pour établir un lien de confiance réside dans la transparence. Tel un livre ouvert qui dévoile ses pages, l'hypnotiseur doit être transparent quant à ses intentions, ses méthodes et les limites de l'hypnose. Il doit explicitement les étapes du processus hypnotique, répondre aux questions du sujet et dissiper tout malentendu éventuel. Comme les mots précisément choisis dans une poésie, la transparence éclaire le chemin de l'hypnose, permettant au sujet de se sentir en confiance et en sécurité.

La quatrième clé pour établir un lien de confiance réside dans la congruence. Tel un tableau harmonieux où les couleurs se répondent avec justesse, l'hypnothérapeute doit être en ligne avec lui-même et avec ses valeurs. Il doit agir en toute intégrité, en respectant les principes éthiques de la pratique de l'hypnose. L'authenticité est essentielle pour créer un lien de confiance solide avec le sujet. Avec des mots sincères, la congruence de l'hypnotiseur inspire confiance et crédibilité.

Enfin, la dernière clé pour établir un lien de confiance réside dans le respect des limites et de l'autonomie du sujet. Tel un gardien bienveillant qui protège son trésor, l'hypnotiseur doit respecter les choix et les préférences du sujet. Il ne doit jamais outrepasser les limites établies ni forcer le sujet. Le respect est fondamental pour préserver la confiance dans la relation hypnotique. Comme les mots qui honorent la beauté de la langue française, le respect nourrit la confiance mutuelle entre l'hypnotiseur et le sujet.

Ainsi, établir un lien de confiance avec le sujet est une danse subtile entre l'empathie, la bienveillance, la transparence, la congruence et le respect. Comme un art qui enchante nos sens, les mots tissent une confiance intime entre l'hypnothérapeute et le sujet, créant un espace fertile où l'exploration de l'esprit peut prendre son envol.

Chapitre 8 - Techniques d'induction rapide

Tel un feu d'artifice qui embrase le ciel de mille éclats, les techniques d'induction rapide en hypnose éblouissent par leur efficacité et leur pouvoir de plonger rapidement le sujet dans un état hypnotique profond. Comme un poème qui saisit l'attention dès les premiers mots, ces techniques captivent l'esprit et ouvrent les portes de l'inconscient.

La première technique d'induction rapide que nous aborderons est celle de la fixation du regard. Tel un aimant qui attire le fer, l'hypnotiseur guide le sujet à fixer son regard sur un point précis, captivant ainsi son attention et créant un état de concentration profonde. La fixation du regard permet de focaliser l'esprit du sujet et de le préparer à plonger dans l'état hypnotique.

La seconde technique d'induction rapide que nous explorerons est celle de la confusion. Tel un tourbillon de mots qui emporte l'esprit, l'hypnotiseur utilise des suggestions paradoxales et des instructions ambigües pour créer une dissonance cognitive chez le sujet. Cette confusion ouvre une brèche dans les défenses de l'esprit conscient, permettant à l'hypnose de s'infiltrer. Comme les jeux de mots énigmatiques dans un poème, la confusion éveille l'esprit à de nouvelles possibilités et prépare le terrain pour l'état hypnotique.

La troisième technique d'induction rapide que nous aborderons est celle de la relaxation progressive. Tel un bain chaud qui apaise le corps et l'esprit, l'hypnotiseur guide le sujet dans une séquence de détente musculaire, en commençant par les pieds et en remontant progressivement vers la tête. Cette relaxation profonde crée un état de calme et de lâcher-prise, propice à l'induction de l'hypnose. Comme les mots apaisants dans un conte, la relaxation progressive enveloppe le sujet dans une douceur hypnotique.

La quatrième technique d'induction rapide que nous explorerons est celle de la suggestion directe. Tel un écho qui résonne dans l'esprit du sujet, l'hypnotiseur utilise des suggestions claires et précises pour induire l'état hypnotique. Ces suggestions peuvent prendre la forme de phrases affirmatives ou de visualisations guidées, invitant le sujet à entrer dans un état de transe profonde. Comme les mots percutants d'une fable de la Fontaine, la suggestion directe éveille la puissance de l'esprit subconscient et facilite l'accès à l'hypnose.

Enfin, la dernière technique d'induction rapide que nous aborderons est celle de la confusion des sens. Tel un kaléidoscope qui mélange les couleurs, l'hypnotiseur utilise des stimuli sensoriels contradictoires pour créer une confusion sensorielle chez le sujet. Par exemple, il peut demander au sujet de ressentir une sensation de chaleur tout en lui soufflant de l'air frais sur le visage. Cette confusion des sens ouvre une porte vers l'inconscient, facilitant l'induction de l'état hypnotique. Comme les images sensorielles envoûtantes d'un conte, la confusion des sens transporte le sujet dans un état de réceptivité profonde.

Ainsi, les techniques d'induction rapide en hypnose sont autant d'outils précieux pour guider le sujet vers l'état hypnotique. Comme un poème qui ensorcelle l'esprit, ces techniques captivent l'attention et ouvrent les portes de l'inconscient, permettant à l'hypnose de révéler tout son potentiel de transformation et de guérison.

Chapitre 9 - techniques d'induction progressive

Tel un doux murmure qui guide l'âme vers les profondeurs de l'océan, les techniques d'induction progressive en hypnose invitent le sujet à s'immerger lentement dans un état de transe hypnotique. Comme un poème qui se déploie avec délicatesse, ces techniques tissent un chemin subtil vers l'inconscient, ouvrant les portes de la transformation intérieure.

La première technique d'induction progressive que nous explorerons est celle de la respiration consciente. Tel un souffle régulier qui berce l'esprit, l'hypnotiseur guide le sujet à prendre conscience de sa respiration, en l'invitant à inspirer profondément en comptant de un à cinq et à expirer lentement en comptant de un à cinq. Une focalisation sur la respiration crée un état de relaxation et de centrage, propice à l'induction progressive de l'hypnose. Comme les mots qui s'étirent délicatement dans un conte, la respiration consciente ouvre la porte vers l'état de transe.

La seconde technique d'induction progressive que nous aborderons est celle de la relaxation musculaire. Tel un ballet gracieux qui libère les tensions, l'hypnotiseur guide le sujet à détendre progressivement chaque groupe musculaire, en commençant par les pieds et en remontant doucement vers le haut du corps. Cette relaxation profonde amène le sujet à un état de détente et de lâcher-prise, ouvrant ainsi les portes de l'inconscient. Comme les mots qui apaisent l'âme dans une légende ancienne, la relaxation musculaire pave le chemin vers l'expérience hypnotique.

La troisième technique d'induction progressive que nous explorerons est celle de la visualisation guidée. Tel un voyage imaginaire qui emporte l'esprit, l'hypnotiseur invite le sujet à se représenter mentalement un lieu calme et paisible, en décrivant avec précision les détails de cet endroit. Cette visualisation crée un état de relaxation profonde et d'ouverture à l'expérience hypnotique. Comme les images évocatrices dans une belle histoire, la visualisation guidée éveille l'imagination et prépare l'esprit à la transe hypnotique.

La quatrième technique d'induction progressive que nous aborderons est celle de la suggestion indirecte. Tel un voile léger qui se pose sur l'esprit, l'hypnotiseur utilise des métaphores, des histoires ou des contes pour induire l'état hypnotique de manière indirecte. Ces récits symboliques activent l'imagination et ouvrent les portes de l'inconscient, permettant ainsi à l'hypnose de s'installer progressivement. Comme les mots mystérieux et suggestifs d'un poème, la suggestion indirecte captive l'esprit et le guide vers un état de transe profonde.

Enfin, la dernière technique d'induction progressive que nous aborderons est celle de la musique entrainante et des sons relaxants. Comme une symphonie envoûtante qui enveloppe l'âme, l'hypnotiseur utilise des mélodies douces et des sons apaisants pour créer une ambiance propice à l'induction de l'hypnose. Ces sons berçants bercent l'esprit et facilitent la relaxation, permettant ainsi à la transe hypnotique de s'installer en douceur. Comme les harmonies envoûtantes d'une berceuse, la musique entrainante et les sons relaxants transportent le sujet vers des états de conscience modifiée.

Ainsi, les techniques d'induction progressive en hypnose sont autant de chemins délicats pour guider le sujet vers un état de transe hypnotique. Tel un poème qui emporte l'âme dans une danse enivrante, ces techniques éveillent l'imagination, ouvrent les portes de l'inconscient et permettent à l'hypnose de révéler son pouvoir de transformation et de guérison.

Chapitre 10 - l'art d'induire un état hypnotique sur soi-même, l'autohypnose

Tel un artiste solitaire qui peint son propre monde, l'autohypnose permet à chacun de devenir le créateur de son propre voyage intérieur. Comme un poème baudelairien qui naît de la plume inspirée, l'autohypnose ouvre les portes de l'inconscient et permet de puiser dans les ressources intérieures pour atteindre un état de transe profonde.

La pratique de l'autohypnose nécessite une préparation préalable, tel un rituel sacré qui prépare l'esprit à plonger dans les profondeurs de l'inconscient. Comme les mots choisis avec soin dans un poème, cette préparation comprend des moments de calme et de détente, la création d'un espace propice à l'introspection et la fixation d'intentions claires pour le voyage hypnotique à venir.

Pour induire un état hypnotique sur soi-même, il est essentiel de trouver une position confortable, comme un poète qui se laisse porter par l'inspiration. Cela peut être assis ou couché, selon les préférences individuelles. L'objectif est de permettre au corps de se détendre et à l'esprit de se libérer des contraintes du quotidien, tel un poème qui s'épanouit dans la liberté des mots.

La respiration consciente est un élément clé de l'autohypnose. Tel un souffle régulier qui guide le voyage intérieur, il est important de prendre conscience de sa respiration et de l'utiliser comme un ancrage dans le moment présent. Inspirer profondément, laisser l'air remplir les poumons, puis expirer lentement, détendre les tensions du corps et laisser aller les pensées superflues. Comme les vers qui s'étirent dans un poème baudelairien, la respiration consciente ouvre la porte vers l'état de transe.

La visualisation est une autre clé de l'autohypnose. Tel un tableau vivant qui se déploie dans l'esprit, il est possible d'imaginer des images, des scènes ou des symboles qui correspondent à l'objectif du voyage hypnotique. Comme les images évocatrices d'un poème baudelairien, la visualisation permet de créer un lien profond avec l'inconscient, d'explorer des espaces intérieurs et d'activer les ressources cachées.

Les suggestions sont également essentielles dans l'autohypnose. Tel un mantra récité avec ferveur, il est possible d'écouter des phrases positives et affirmatives qui soutiennent l'objectif du voyage hypnotique. Ces suggestions peuvent être formulées comme des intentions puissantes et encourageantes, nourrissant l'esprit et ouvrant les portes de la transformation intérieure. Comme les mots inspirés d'un poème, les suggestions résonnent profondément dans l'inconscient, créant un impact durable.

L'autohypnose permet également d'accéder à des états de relaxation profonde et de libérer le stress accumulé. Tel un bain chaud qui apaise le corps et l'esprit, il est possible de se guider à travers des exercices de relaxation musculaire, en libérant progressivement chaque partie du corps, de la tête aux pieds. Comme la détente qui envahit les vers d'un conte, la relaxation musculaire permet de lâcher prise et de plonger dans un état de transe hypnotique.

Enfin, l'autohypnose peut également être utilisée pour l'exploration et la résolution de problèmes personnels. Tel un dialogue intérieur profond, il est possible de poser des questions à l'inconscient et d'attendre les réponses intuitives qui surgissent. Comme les questionnements subtils d'une légende, cette pratique permet de se connecter à sa sagesse intérieure et d'explorer de nouvelles perspectives.

En somme, l'autohypnose est un voyage intérieur fascinant qui permet à chacun de devenir son propre hypnotiseur. Comme un poème baudelairien qui s'écrit au fil des pensées et des émotions, l'autohypnose offre une voie vers l'inconscient, vers la découverte de soi et vers la transformation personnelle. Elle nous rappelle que nous sommes les auteurs de notre propre histoire, et que nous avons le pouvoir d'explorer les profondeurs de notre être.

Chapitre 11- Approfondir l'état hypnotique

Tel un océan mystérieux qui cache des trésors insoupçonnés, l'état hypnotique peut être approfondi pour accéder à des niveaux de conscience encore plus profonds. Comme un poème qui explore les recoins les plus sombres de l'âme, cette quête de profondeur dans l'hypnose ouvre les portes de l'inconscient et révèle des vérités cachées.

La première étape pour approfondir l'état hypnotique est de cultiver la concentration. Tel un artiste qui se plonge dans son art avec une dévotion totale, il est essentiel de focaliser son attention sur l'expérience hypnotique. En détournant les distractions extérieures et en se laissant emporter par les suggestions de l'hypnotiseur ou du script enregistré, on crée un espace propice à l'exploration des profondeurs de l'inconscient. Comme les mots envoûtants d'un poème, la concentration permet de plonger au plus profond de l'état hypnotique.

La seconde clé pour approfondir l'état hypnotique est de développer la réceptivité. Tel un récepteur qui capte les fréquences subtiles de l'univers, il est important d'ouvrir son esprit à l'inconnu, à l'imprévisible. En se laissant porter par les sensations, les émotions et les images qui surgissent, on se connecte aux couches les plus profondes de l'inconscient. Comme les vers énigmatiques d'un conte, la réceptivité nous guide vers des territoires inexplorés de l'esprit.

La troisième clé pour approfondir l'état hypnotique est de pratiquer la suggestion post-hypnotique. Tel un message secret gravé dans l'esprit, il est possible de donner des instructions à son inconscient pour qu'il continue à travailler après la séance hypnotique. Ces suggestions peuvent prendre la forme d'affirmations positives, de visualisations ou de rappels de comportements souhaités. Comme les mots qui résonnent durablement la lecture d'une poésie, les suggestions post-hypnotiques plantent des graines puissantes dans l'inconscient.

Une autre méthode pour approfondir l'état hypnotique est l'utilisation de la régression. Tel un voyage dans le temps, il est possible de se plonger dans des souvenirs passés et de revisiter des expériences liées aux objectifs du travail hypnotique. En explorant ces expériences passées avec un regard neuf, on peut libérer des émotions bloquées, réévaluer des croyances limitantes et apporter des guérisons profondes. Comme les réminiscences énigmatiques d'une histoire, la régression hypnotique révèle les strates de l'inconscient.

Enfin, l'utilisation de techniques avancées d'induction hypnotique peut également aider à approfondir l'état hypnotique. Ces techniques incluent l'utilisation de métaphores, de suggestions directes ou indirectes, de techniques de confusion et de distorsion du temps, entre autres. Comme les mots qui jouent avec les sens dans un roman, ces techniques créent des nuances subtiles dans l'esprit du sujet, le transportant vers des états de transe encore plus profonds.

En somme, approfondir l'état hypnotique est une exploration audacieuse des recoins les plus sombres et les plus mystérieux de l'esprit humain. Comme un conte qui révèle les facettes cachées de l'âme, cette quête de profondeur dans l'hypnose nous invite à plonger dans l'inconnu, à écouter les murmures de l'inconscient et à découvrir notre véritable nature. C'est un voyage intérieur fascinant qui nous révèle que, dans les profondeurs de l'inconscient, se trouvent des trésors insoupçonnés qui attendent d'être découverts.

Chapitre 12 - Approfondissement de la relaxation

Tel un voyage vers les confins de la quiétude, l'approfondissement de la relaxation en hypnose permet de plonger dans un état de calme profond et de libérer les tensions accumulées. Comme les vers mélodieux d'un poème qui apaise l'âme tourmentée, cette pratique invite à la détente totale du corps et de l'esprit.

La relaxation profonde est essentielle pour atteindre un état de transe hypnotique. Tel un bain chaud qui enveloppe le corps, elle permet de détendre les tensions musculaires, d'apaiser le système nerveux et de favoriser une profonde détente. Comme les mots doux et apaisants d'un conte, la relaxation enveloppe le sujet d'une douceur bienfaisante.

La première étape pour approfondir la relaxation est de se concentrer sur la respiration. Tel un souffle régulier qui guide le corps vers un état de quiétude, il est important de prendre conscience de sa respiration et de l'utiliser comme un ancrage dans le moment présent. Inspirer profondément, laisser l'air remplir les poumons, puis expirer lentement, détendre les tensions et laisser aller les pensées superflues. Comme les respirations calmes et régulières d'un poème, la respiration consciente amène le sujet dans un état de relaxation profonde.

La visualisation est également un outil puissant pour approfondir la relaxation. Tel un paysage serein qui se déploie dans l'esprit, il est possible d'imaginer des images paisibles et réconfortantes. Que ce soit une plage baignée par le soleil, un jardin luxuriant ou un paysage montagneux, visualiser ces scènes apaisantes permet au sujet de se transporter mentalement vers un espace de calme et de tranquillité. Comme les images poétiques d'un paysage bucolique dans un roman, la visualisation transporte l'esprit dans un état de relaxation profonde.

La relaxation progressive des muscles est une autre technique efficace pour approfondir l'état de détente. Tel un corps qui se dénoue et se libère, prendre seulement conscience de chaque partie du corps, de la tête aux pieds, et de détendre consciemment les tensions présentes. Comme les mouvements fluides d'une danse gracieuse dans un poème, la relaxation progressive des muscles permet au sujet d'atteindre un état de relâchement physique profond.

La pratique de la méditation en pleine conscience est également bénéfique pour approfondir la relaxation. Tel un observateur attentif de ses pensées et de ses sensations, il s'agit de porter une attention bienveillante à l'instant présent, sans jugement ni attente. En se focalisant sur les sensations du corps, les sons environnants ou les pensées qui surviennent, le sujet peut se détacher des préoccupations et se plonger dans un état de sérénité. Comme les moments de contemplation silencieuse dans une histoire, la méditation en pleine conscience permet de se connecter profondément à soi-même et à l'instant présent.

En somme, l'approfondissement de la relaxation en hypnose est une invitation à plonger dans les eaux calmes de la tranquillité intérieure. Comme un poème qui berce l'esprit tourmenté, cette pratique permet de libérer les tensions, de trouver la paix intérieure et de se connecter à un état de profonde relaxation. C'est un voyage intérieur vers la quiétude, où les tumultes de la vie se dissipent et où l'on peut trouver refuge dans un océan de calme et de sérénité.

Chapitre 13 - Utilisation de suggestions post-hypnotiques

Comme des messages subliminaux qui s'insinuent dans les recoins de l'esprit, les suggestions post-hypnotiques sont un outil puissant pour induire des changements bénéfiques dans la vie quotidienne. Comme les vers envoûtants d'un poème qui résonne durablement, ces suggestions agissent en profondeur, apportant des transformations subtiles, mais durables.

Les suggestions post-hypnotiques sont des instructions données à l'inconscient pour qu'il continue à travailler et à intégrer les changements désirés même après la séance hypnotique. Comme un message codé gravé dans les profondeurs de l'esprit, ces suggestions influencent les pensées, les émotions et les comportements du sujet de manière positive. Comme les mots mystérieux et captivants d'un conte, les suggestions post-hypnotiques ont le pouvoir de transformer la réalité intérieure et extérieure.

Pour utiliser efficacement les suggestions post-hypnotiques, il est essentiel de formuler des phrases claires, positives et spécifiques. Telle une romance qui choisit avec soin chaque mot pour transmettre une émotion précise, chaque suggestion doit soigneusement être élaborée pour atteindre l'objectif souhaité. Grâce à des phrases affirmatives, telles que « Je suis calme et confiant » ou « Je fais de meilleurs choix alimentaires », on encourage l'inconscient à intégrer ces nouvelles croyances et comportements.

Il est également important d'adapter les suggestions post-hypnotiques à chaque individu. Tel un poème baudelairien qui reflète l'unicité de l'âme humaine, les suggestions doivent analyser les besoins, les valeurs et les objectifs spécifiques de chaque personne. Par exemple, une suggestion post-hypnotique pour une personne qui souhaite arrêter de fumer pourrait être formulée de la manière suivante : « Je respire librement et profondément, en choisissant de prendre soin de ma santé. » En personnalisant les suggestions, on renforce leur impact et leur pertinence pour le sujet.

La répétition est un autre élément clé dans l'utilisation des suggestions post-hypnotiques. Tel un refrain hypnotique qui résonne dans l'esprit, il est recommandé de répéter régulièrement les suggestions afin de les ancrer plus profondément dans l'inconscient. Comme les mots qui se répètent dans une poésie pour créer un rythme envoûtant, la répétition des suggestions permet de renforcer leur effet et de favoriser leur intégration durable.

Il est également possible d'utiliser des supports tangibles pour renforcer les suggestions post-hypnotiques. Tel un objet symbolique qui rappelle constamment le message désiré, un sujet peut utiliser des objets, des images ou des mots écrits pour renforcer les suggestions dans sa vie quotidienne. Par exemple, une personne qui souhaite améliorer sa confiance en soi peut porter un bracelet spécial et l'associer mentalement à la suggestion « Je suis sûr de moi et capable ». Comme les symboles évocateurs d'un conte pour enfants, ces supports tangibles servent de rappel constant des changements souhaités.

En somme, l'utilisation de suggestions post-hypnotiques est un moyen puissant d'inscrire les transformations désirées dans l'inconscient et de les intégrer dans la vie quotidienne. Tel un roman qui laisse une empreinte durable dans l'esprit, ces suggestions agissent en profondeur, apportant des changements positifs et durables. C'est une danse subtile entre les mots et l'inconscient, une façon d'influencer en douceur les pensées, les émotions et les comportements, et de créer une réalité intérieure et extérieure plus alignée sur les aspirations les plus profondes de l'individu.

Chapitre 14 - Exploration des différentes phases de l'état hypnotique

Comme un voyage initiatique à travers les méandres de l'esprit, l'exploration des différentes phases de l'état hypnotique est une invitation à plonger dans les profondeurs de la conscience. Comme les vers envoûtants d'une poésie qui révèle les secrets les plus enfouis, cette exploration nous permet de découvrir les différentes facettes de l'hypnose et d'approfondir notre compréhension de cet état mystérieux.

La première phase de l'état hypnotique est celle de l'induction. Comme un conte qui amorce le voyage, cette phase vise à guider le sujet vers un état de relaxation profonde et de réceptivité à l'hypnose. À travers des techniques telles que la suggestion, la visualisation ou la relaxation progressive, on prépare l'esprit à se plonger dans l'état hypnotique. Comme les mots envoûtants qui captivent l'attention dans une légende, l'induction hypnotique éveille la curiosité et la disponibilité du sujet.

Après arrive la seconde phase de l'état hypnotique, celle de la transe légère. Telle une récitation qui suscite une légère fascination, cette phase est caractérisée par un état de relaxation profonde, une concentration accrue et une sensibilité accrue aux suggestions. Le sujet est conscient de son environnement, mais son attention est principalement dirigée vers l'intérieur, vers les suggestions et les images qui lui sont présentées. Comme les vers qui se déploient dans un poème, la transe légère invite à l'exploration de l'inconscient sans toutefois perdre le lien avec la réalité.

La troisième phase de l'état hypnotique est celle de la transe moyenne. Comme un conte qui plonge dans les profondeurs de l'âme, cette phase est marquée par une immersion plus profonde dans l'inconscient. Le sujet est moins conscient de son environnement extérieur et plus concentré sur les suggestions et les images hypnotiques. C'est un état de profonde réceptivité où l'inconscient prend le relais et où les changements souhaités peuvent être intégrés plus profondément. Comme les mots envoûtants qui captivent totalement l'esprit dans un roman épique, la transe moyenne offre un espace propice à l'exploration et à la transformation intérieure.

La quatrième phase de l'état hypnotique est celle de la transe profonde. Tel un récit romanesque qui plonge dans les abîmes de l'inconscient, cette phase est caractérisée par une immersion totale dans l'intérieur de l'esprit. Le sujet est complètement détaché de son environnement extérieur et pleinement absorbé par les suggestions et les images hypnotiques. C'est un état de conscience modifiée où l'inconscient est pleinement accessible, permettant des changements profonds et durables. Comme les vers envoûtants qui résonnent dans les profondeurs de l'âme, la transe profonde offre une expérience profondément transformante.

Enfin, la cinquième phase de l'état hypnotique est celle du réveil. Comme une poésie qui laisse une empreinte durable, cette phase permet au sujet de revenir progressivement à un état de conscience ordinaire. On facilite la transition grâce à des suggestions de réveil douces et en encourageant le sujet à se sentir revitalisé et rafraîchi. Comme les mots qui se dissipent progressivement dans un conte, le réveil de l'état hypnotique laisse une trace subtile de l'expérience vécue.

L'exploration des différentes phases de l'état hypnotique est une aventure fascinante qui permet de mieux comprendre les mécanismes et les possibilités de l'hypnose. Chaque phase de l'état hypnotique nous invite à plonger plus profondément dans notre propre conscience, à explorer les recoins les plus secrets de notre être et à découvrir les pouvoirs insoupçonnés de notre esprit. C'est un voyage poétique et énigmatique qui révèle les merveilles de l'hypnose et nous permet de nous reconnecter à notre potentiel infini.

Chapitre 15 - applications pratiques de l'hypnose

L'hypnose offre un éventail d'applications pratiques qui peuvent améliorer notre vie quotidienne. Comme les mots envoûtants qui révèlent les profondeurs de l'âme, l'hypnose nous invite à explorer les possibilités infinies de notre esprit et à utiliser ses ressources cachées pour atteindre nos objectifs et vivre une vie épanouissante.

- Gestion du stress et de l'anxiété : comme un baume apaisant pour l'esprit tourmenté, l'hypnose offre des techniques efficaces pour réduire le stress et l'anxiété. Par le biais de suggestions et de visualisations, on peut calmer l'esprit, détendre le corps et cultiver un sentiment de calme intérieur. L'hypnose nous guide vers un état de relaxation profonde, nous permettant de faire face aux défis de la vie avec sérénité.
- Amélioration des performances : l'hypnose peut être utilisée pour améliorer les performances dans divers domaines. Que ce soit dans le sport, les études ou la créativité, l'hypnose permet d'accéder à des ressources cachées, de renforcer la confiance en soi, de visualiser le succès et d'optimiser les compétences. C'est un outil puissant qui nous

aide à libérer notre plein potentiel et à atteindre des niveaux de performance supérieurs.

- Gestion de la douleur : l'hypnose peut être utilisée comme un moyen efficace de diminuer la douleur. En se connectant à notre capacité innée de modifier notre perception de la douleur, l'hypnose peut réduire l'inconfort physique et améliorer notre bien-être global. Grâce à des suggestions spécifiques et à des techniques de visualisation, nous pouvons atténuer la douleur, favoriser la relaxation et faciliter le processus de guérison.
- Modification des habitudes indésirables : l'hypnose offre des outils pour modifier les habitudes indésirables. Que ce soit pour arrêter de fumer, perdre du poids, ou éliminer des comportements nuisibles, l'hypnose permet d'accéder aux motivations profondes qui alimentent ces habitudes et de les transformer de manière positive. Par des suggestions post-hypnotiques et des visualisations, on peut rééduquer l'esprit et créer de nouvelles voies neurales qui soutiennent des comportements sains.

- Amélioration de la confiance en soi : l'hypnose est un puissant outil pour renforcer la confiance en soi. En travaillant avec l'inconscient, on peut libérer les blocages émotionnels et les croyances limitantes qui entravent notre confiance en nous. Par des suggestions positives et des techniques d'ancrage, on peut nourrir l'estime de soi, développer une attitude positive et se sentir pleinement aligné sur sa valeur et son potentiel.
- Amélioration du sommeil : l'hypnose offre des techniques pour améliorer la qualité du sommeil. Avec des inductions hypnotiques spécifiques, des suggestions de relaxation et des visualisations apaisantes, on peut favoriser l'endormissement, améliorer la durée du sommeil et établir des habitudes de sommeil saines. C'est une invitation à plonger dans les bras de Morphée et à se réveiller en pleine forme.

L'hypnose offre des applications pratiques qui enrichissent notre vie. Que ce soit pour diminuer le stress, améliorer les performances, diminuer la douleur, modifier les habitudes indésirables, renforcer la confiance en soi, ou améliorer le sommeil, l'hypnose nous invite à transcender les limites de notre réalité quotidienne et à accéder à notre plein potentiel. C'est une danse subtile entre les mots, l'inconscient et l'expérience humaine, une exploration fascinante qui ouvre les portes de la transformation et de la croissance.

Chapitre 16 - hypnose et Développement personnel : confiance en soi, motivation, estime de soi

L'hypnose est un outil précieux pour le développement personnel. Elle nous guide sur le chemin de la confiance en soi, de la motivation et de l'estime de soi. L'hypnose nous permet d'explorer les profondeurs de notre être pour révéler notre plein potentiel.

- Renforcer la confiance en soi : l'hypnose nous aide à renforcer notre confiance en nous-mêmes. En travaillant avec notre subconscient, nous pouvons libérer les doutes et les peurs qui entravent notre confiance et cultiver une attitude positive

envers nous-mêmes. Par des suggestions et des visualisations puissantes, nous construisons un socle solide de confiance intérieure, nous permettant de relever les défis de la vie avec assurance et détermination.
- Stimuler la motivation : l'hypnose nous aide à stimuler notre motivation et à nous engager pleinement dans la réalisation de nos objectifs. En accédant à nos désirs profonds et en renforçant notre motivation intrinsèque, nous pouvons surmonter les obstacles et persévérer avec détermination. L'hypnose utilise des suggestions inspirantes, des visualisations de succès et des techniques de renforcement pour nourrir notre motivation intérieure et nous propulser vers l'accomplissement.
- Cultiver une estime de soi et rester toujours optimiste : l'hypnose nous guide vers l'optimisme. En travaillant avec notre subconscient, nous pouvons libérer les croyances négatives sur nous-mêmes et développer une perception bienveillante de notre valeur et de notre potentiel. L'hypnose utilise des suggestions d'amour-propre, des

visualisations de notre potentiel et des techniques de déprogrammation et de programmation pour cultiver une estime de soi solide et épanouissante.

L'hypnose et le développement personnel se rejoignent pour nous guider vers notre plein épanouissement. L'hypnose, telle une plume légère qui danse sur les mots, nous permet de dévoiler nos ressources intérieures et de nous reconnecter à notre véritable essence. Elle nous offre une voie pour transcender les limites de nos pensées et de nos croyances limitantes, et nous guide vers une vie épanouissante et alignée sur notre véritable être.

Grâce à l'hypnose pour renforcer notre confiance en nous, stimuler notre motivation et cultiver notre estime de soi, nous ouvrons les portes de notre propre transformation. L'hypnose et le développement personnel nous invitent à embrasser notre pouvoir intérieur et à créer une réalité qui reflète notre plus profonde essence. C'est une danse subtile entre les mots et l'âme, une exploration profonde qui nous permet de nous épanouir et de rayonner notre véritable beauté intérieure.

Chapitre 17 - hypnose et Santé : Gestion de la douleur, amélioration du sommeil

L'hypnose offre une voie vers la santé et le bien-être. En plongeant dans les profondeurs de notre être, elle nous invite à découvrir les ressources innées de notre esprit pour diminuer la douleur, améliorer le sommeil et renforcer notre système immunitaire.

- Gestion de la douleur : l'hypnose est un outil puissant pour la gestion de la douleur. En nous connectant à notre pouvoir intérieur, nous pouvons moduler notre perception de la douleur et trouver un soulagement durable. L'hypnose utilise des techniques de relaxation profonde, des suggestions spécifiques et des visualisations apaisantes pour apaiser le corps et l'esprit, libérant ainsi les tensions et favorisant la guérison.
- Amélioration du sommeil : l'hypnose offre des outils pour améliorer la qualité du sommeil. En accédant à notre subconscient, nous pouvons dissiper les pensées agitées, les

désagréments et les troubles du sommeil. L'hypnose utilise des inductions hypnotiques douces, des suggestions de relaxation profonde et des visualisations apaisantes pour favoriser un sommeil réparateur et régénérant. C'est une invitation à plonger dans les bras de Morphée et à se réveiller avec énergie et vitalité.
- Renforcement du système immunitaire : l'hypnose peut renforcer notre système immunitaire. Grâce à des suggestions ciblées et des visualisations de santé et de guérison, nous pouvons activer les pouvoirs naturels de notre corps pour combattre les maladies et maintenir notre bien-être. L'hypnose nous invite à puiser dans notre potentiel inné de guérison et à cultiver un état d'équilibre et de vitalité à tous les niveaux de notre être.

L'hypnose et la santé s'entrelacent pour nous guider vers une meilleure qualité de vie. Avec l'hypnose pour régir la douleur, améliorer le sommeil et renforcer notre système immunitaire, nous embrassons des approches holistiques de la santé qui reconnaissent l'interconnexion profonde entre notre esprit, notre corps et notre âme.

L'hypnose, telle une plume légère qui caresse les mots, nous offre un moyen de transcender les limitations de la douleur, du sommeil perturbé et de la vulnérabilité face aux maladies. C'est un voyage intérieur qui nous permet de puiser dans notre potentiel inné de guérison, de cultiver l'équilibre et de cultiver une vie empreinte de vitalité.

Grâce à l'hypnose pour la gestion de la douleur, l'amélioration du sommeil et le renforcement du système immunitaire, nous élevons notre expérience de santé à un niveau supérieur. L'hypnose nous guide vers une santé florissante et une vie épanouissante. C'est une danse subtile entre les mots et la guérison, une exploration fascinante qui nous invite à embrasser notre pouvoir intérieur pour créer une réalité avec laquelle la santé et le bien-être sont des compagnons constants.

Chapitre 18 - hypnose et habitudes : se libérer des addictions, modifier les comportements indésirables

L'hypnose offre une voie vers la libération des addictions et la transformation des comportements indésirables. Elle nous invite à plonger au plus profond de notre être pour dénouer les liens qui nous retiennent prisonniers de schémas destructeurs, et à embrasser notre pouvoir de changement et de renouveau.

- Se libérer des addictions : l'hypnose nous offre un chemin vers la libération des addictions. En travaillant avec notre subconscient, nous pouvons explorer les motivations profondes derrière nos comportements addictifs et les transformer en ressources positives. L'hypnose utilise des suggestions de libération, des visualisations de la vie sans dépendance et des techniques de déprogrammation pour nous aider à briser les chaînes de l'addiction et à reconstruire une vie épanouissante et saine.

- Modifier les comportements indésirables : l'hypnose nous offre des outils pour modifier les comportements indésirables et adopter de nouvelles habitudes positives. En explorant nos schémas de pensée et nos croyances limitantes, nous pouvons reprogrammer notre subconscient pour créer des comportements alignés sur nos valeurs et nos aspirations. L'hypnose utilise des suggestions de changement, des visualisations de succès et des techniques de renforcement pour nous aider à modeler notre comportement et à embrasser de nouvelles voies de vie.

Comme un recueil de poèmes qui dévoile les mystères de la volonté et de la transformation, l'hypnose et les habitudes se rencontrent pour nous guider vers la liberté et la réinvention de soi. Avec l'hypnose, pour nous libérer des addictions et modifier les comportements indésirables, nous embrassons notre pouvoir de choix et de transformation. C'est une invitation à plonger dans les profondeurs de notre être, à faire face à nos démons intérieurs et à émerger avec force et résilience.

L'hypnose, telle une plume qui danse avec grâce sur les mots, nous offre une voie vers une vie empreinte de liberté et de maîtrise de soi. Elle nous invite à transcender les schémas répétitifs qui limitent notre épanouissement, à explorer de nouvelles possibilités et à créer une réalité qui reflète notre véritable essence.

Avec l'hypnose pour se libérer des addictions et modifier les comportements indésirables, nous nous lançons dans une aventure intérieure qui nous mène vers une vie de choix conscients et de transformation profonde. L'hypnose et les habitudes nous guident vers une existence dans laquelle nous sommes les maîtres de notre destin, libres de nous élever au-dessus des limitations et d'embrasser la grandeur de qui nous sommes vraiment.

Chapitre 19 - hypnose et créativité : Stimulation de l'imagination, Développement artistique

L'hypnose offre une porte ouverte vers la créativité et l'expression artistique. Elle nous invite à plonger dans les profondeurs de notre imagination, à explorer les recoins les plus secrets de notre être créatif et à libérer notre potentiel artistique.

- Stimulation de l'imagination : l'hypnose stimule notre imagination et éveille nos sens créatifs. En plongeant dans un état de relaxation profonde, nous ouvrons les portes de notre esprit à de nouvelles idées, à des visions audacieuses et à des possibilités infinies. L'hypnose utilise des suggestions d'ouverture à l'imagination, des visualisations d'images inspirantes et des techniques de stimulation sensorielle pour nourrir notre créativité et nous permettre de donner vie à nos idées les plus profondes.
- Développement artistique : l'hypnose nous accompagne dans notre cheminement artistique. En travaillant avec notre subconscient, nous pouvons surmonter les blocages créatifs, libérer notre confiance artistique et développer notre talent. L'hypnose utilise des suggestions de confiance, des visualisations de réussite artistique et des techniques de déprogrammation pour nourrir notre potentiel créatif et nous permettre de nous épanouir pleinement en tant qu'artistes.

L'hypnose et la créativité se mêlent pour nous guider vers une vie remplie d'audace et d'expression authentique. Avec l'hypnose pour stimuler notre imagination et développer notre potentiel artistique, nous embrassons notre nature créative et nous nous libérons des limites qui entravent notre expression artistique.

L'hypnose, telle une plume qui danse avec grâce sur les mots, nous offre un moyen d'explorer les profondeurs de notre créativité, de laisser nos idées s'épanouir et de donner vie à notre vision artistique unique. Elle nous invite à transcender les doutes et les inhibitions, à embrasser notre capacité à créer et à partager notre art avec le monde.

 Grâce à l'hypnose pour stimuler notre imagination et développer notre potentiel artistique, nous nous lançons dans une aventure intérieure qui nous permet d'explorer les multiples facettes de notre être créatif. L'hypnose et la créativité nous guident vers une existence avec laquelle nous sommes libres d'explorer, de créer et de laisser notre empreinte artistique unique sur le monde.

C'est une invitation à plonger dans les profondeurs de notre créativité, à laisser nos pensées vagabonder dans les contrées de l'inspiration et à embrasser notre pouvoir de donner vie à des œuvres qui reflètent notre essence la plus profonde. L'hypnose et la créativité se rencontrent pour ouvrir les portes de l'imagination et pour nous permettre de nous exprimer avec une profondeur et une beauté dignes des plus grands poèmes.

Chapitre 20 - hypnose et relations interpersonnelles : communication, résolution de conflits, empathie

L'hypnose offre une voie vers des relations interpersonnelles plus harmonieuses, une communication plus profonde et une compréhension empathique. Elle nous invite à plonger dans les profondeurs de notre être et à développer des compétences relationnelles essentielles pour cultiver des liens authentiques et nourrissants.

- Communication : L'hypnose nous aide à développer des compétences de communication efficaces. En travaillant avec notre subconscient, nous pouvons explorer nos schémas de communication, surmonter les blocages et les malentendus, et développer une capacité à exprimer nos pensées et nos émotions de manière claire et respectueuse. L'hypnose utilise des suggestions de communication harmonieuse, des visualisations de conversations réussies et des techniques de renforcement pour améliorer nos compétences en communication et favoriser des relations épanouissantes.

- Résolution de conflits : l'hypnose nous guide vers la résolution pacifique des conflits. En travaillant avec notre subconscient, nous pouvons développer des compétences de gestion des conflits, trouver des solutions créatives et pacifiques, et favoriser des compromis bénéfiques pour toutes les parties concernées. L'hypnose utilise des suggestions de résolution de conflits harmonieuse, des visualisations de résolutions satisfaisantes et des techniques de déprogrammation pour nous aider à naviguer avec sagesse et compassion dans les situations conflictuelles.

- Empathie : L'hypnose nous permet de cultiver l'empathie envers les autres. En travaillant avec notre subconscient, nous pouvons développer notre capacité à comprendre et à ressentir les émotions des autres, à écouter activement et à offrir un soutien authentique. L'hypnose utilise des suggestions d'empathie profonde, des visualisations d'interactions empathiques et des techniques de renforcement pour nourrir notre capacité à être présents pour les autres et à favoriser des connexions profondes.

L'hypnose et les relations interpersonnelles se rencontrent pour nous guider vers des liens authentiques et nourrissants. Grâce à l'hypnose pour améliorer notre communication, résoudre les conflits et cultiver l'empathie, nous élevons nos relations vers des sommets de compréhension mutuelle, de soutien et de connexion profonde.

L'hypnose, telle une plume qui danse sur les mots avec finesse et élégance, nous offre un moyen d'explorer les méandres des relations interpersonnelles, de trouver la clarté dans la communication et de cultiver des liens empreints d'empathie et de respect. Elle nous invite à transcender les barrières de la communication, à rechercher des solutions pacifiques aux conflits et à embrasser la beauté de la compassion humaine.

Avec l'hypnose pour améliorer nos compétences relationnelles, nous nous engageons sur un chemin de croissance personnelle et de connexion authentique avec les autres. Tel un poème qui résonne avec la vérité universelle des relations humaines, l'hypnose et les relations interpersonnelles se rejoignent pour créer une symphonie harmonieuse où la communication, la résolution de conflits et l'empathie se conjuguent pour tisser des liens profonds et durables.

C'est une invitation à plonger dans les profondeurs de nos relations interpersonnelles, à développer des compétences de communication consciente et à cultiver l'empathie comme un bouquet de fleurs qui éclot dans notre être et rayonne vers le monde qui nous entoure. Avec l'hypnose pour nourrir nos relations, nous sommes en mesure de créer des liens qui transcendent les limites et célèbrent la beauté de la connexion humaine.

Chapitre 21 - hypnose avancée et domaines spécialisés

L'hypnose avancée explore de nouveaux horizons et se spécialise dans des domaines spécifiques. Elle élargit les frontières de la pratique hypnotique traditionnelle et ouvre la voie à des applications variées et innovantes. Dans ce chapitre, nous plongeons dans les eaux profondes de l'hypnose avancée et découvrons ses multiples domaines spécialisés.

- L'hypnose éricksonnienne se distingue par son approche indirecte et non autoritaire. Elle utilise des métaphores, des suggestions ambigües et des techniques de confusion pour accéder à l'inconscient du sujet et lui permettre d'explorer et de résoudre ses problèmes. L'hypnose éricksonnienne ouvre la porte à des possibilités infinies de guérison et de transformation, grâce aux ressources intérieures du sujet pour atteindre ses objectifs.
- Hypnose médicale : l'hypnose médicale est utilisée en complément des traitements médicaux pour soulager la douleur, accélérer la guérison et améliorer le bien-être global des patients. Elle se concentre sur l'utilisation de suggestions spécifiques pour influencer les processus physiologiques du corps, renforcer

le système immunitaire et favoriser la récupération. L'hypnose médicale ouvre de nouvelles perspectives dans le domaine de la médecine en intégrant l'esprit et le corps dans le processus de guérison.

- Hypnose de performance : l'hypnose de performance se concentre sur l'amélioration des performances dans divers domaines tels que le sport, les arts de la scène et les affaires. Elle vise à débloquer le potentiel caché, et à renforcer la confiance en soi et à atteindre des états optimaux de concentration et de performance. L'hypnose de performance ouvre des portes vers des réalisations extraordinaires en libérant le pouvoir de l'esprit et en stimulant la motivation intrinsèque.
- L'hypnose régressive explore les mémoires passées pour accéder à des expériences enfouies dans l'inconscient. Elle permet de revisiter des événements traumatisants, de libérer des blocages émotionnels et de faciliter la guérison des blessures du passé. L'hypnose régressive offre un voyage intérieur profond, permettant au sujet de se

reconnecter avec son histoire et d'intégrer des leçons précieuses pour le présent.
- Hypnose spirituelle : l'hypnose spirituelle explore les dimensions spirituelles de l'être. Elle permet d'accéder à des états de conscience élargis, d'explorer les vies antérieures, de se connecter avec des guides spirituels et de découvrir un sens plus profond de l'existence. L'hypnose spirituelle ouvre les portes de la transcendance et offre une perspective élargie sur la nature de la réalité.

Comme un recueil de poèmes qui explore les multiples facettes de l'existence, l'hypnose avancée et ses domaines spécialisés nous invitent à plonger dans les eaux profondes de l'inconscient, à explorer de nouvelles voies et à embrasser des possibilités infinies. C'est une invitation à repousser les limites de notre compréhension, à ouvrir notre esprit à l'inconnu et à nous émerveiller devant les pouvoirs cachés de l'esprit humain. L'hypnose avancée nous offre une symphonie hypnotique où chaque domaine spécialisé ajoute une nuance unique, créant ainsi une mélodie harmonieuse de transformation et d'exploration.

Chapitre 22 - utilisation de métaphores en hypnose

L'utilisation de métaphores en hypnose est un art subtil qui permet de communiquer avec l'inconscient de manière profonde et symbolique. Dans ce chapitre, nous explorerons l'importance des métaphores en hypnose. Nous observerons comment elles peuvent être utilisées pour induire des changements positifs et favoriser la transformation.

- Les métaphores comme ponts vers l'inconscient : les métaphores en hypnose servent de ponts vers l'inconscient. Elles permettent de contourner les résistances conscientes et de communiquer avec les parties profondes de l'esprit, où les émotions, les croyances et les motivations se cachent. Les métaphores éveillent l'imagination, captivent l'attention et ouvrent des portes vers de nouvelles possibilités de changement.
- Les métaphores comme outils de changement révèlent des vérités cachées, les métaphores en hypnose sont des outils puissants pour

induire des changements positifs. Elles permettent de transmettre des suggestions indirectes et de contourner les résistances de l'esprit conscient. Les métaphores offrent une nouvelle perspective, elles créent des associations symboliques qui amènent le sujet à trouver ses propres réponses et solutions, favorisant ainsi l'autonomie et l'intégration des changements.

- La puissance des images et des sensations : les métaphores en hypnose utilisent le langage des sens pour créer des expériences intenses dans l'esprit du sujet. Elles font appel à l'imagination, à la vision, à l'ouïe, au toucher et au goût pour générer des expériences multisensorielles qui amplifient l'impact des suggestions hypnotiques. Les métaphores transportent le sujet dans un monde symbolique où les transformations se produisent naturellement.
- Créer des métaphores personnalisées : les métaphores en hypnose peuvent être adaptées à chaque individu. En analysant les besoins, les valeurs et les expériences de la personne, l'hypnothérapeute peut créer des métaphores personnalisées qui résonnent

profondément avec le sujet. Cela renforce l'engagement et l'implication du sujet dans le processus de changement, et augmente ainsi les chances de réussite.

- Les métaphores comme sources d'inspiration et de transformation : les métaphores en hypnose sont des sources d'inspiration et de transformation. Elles permettent d'explorer des idées, des concepts et des possibilités qui dépassent les limites de la pensée rationnelle. Les métaphores évoquent des sentiments profonds, elles éveillent la créativité et offrent de nouvelles perspectives qui nourrissent la croissance et l'épanouissement personnel.

Dans le vaste univers de l'hypnose, les métaphores brillent comme des joyaux littéraires, utilisant les pouvoirs de la poésie pour guider les esprits vers des réalisations extraordinaires. Comme un récit romanesque qui révèle les mystères de l'âme humaine, les métaphores en hypnose nous transportent dans un monde symbolique où les transformations se réalisent. Elles sont une invitation à explorer les frontières de l'imagination, à éveiller l'intuition et à embrasser la magie des mots pour accompagner les individus vers leur plein potentiel.

Chapitre 23 - Hypnose pour la gestion du stress et de l'anxiété

L'hypnose offre un refuge calme dans la tourmente du stress et de l'anxiété. Dans ce chapitre, nous plongeons dans les eaux apaisantes de l'hypnose pour découvrir comment elle peut nous libérer de l'emprise du stress et nous guider vers un état de calme intérieur.

- L'anxiété dans la société moderne : les tourments de l'époque impliquent que l'anxiété est devenue une réalité omniprésente dans notre société moderne. Les pressions quotidiennes, les attentes élevées et les défis constants peuvent engendrer un niveau élevé de stress qui affecte notre bien-être physique et mental. L'hypnose offre une voie de soulagement, nous invitant à explorer les recoins de notre esprit pour libérer les tensions et retrouver l'équilibre.
- L'hypnose comme outil de détente profonde : l'hypnose nous guide vers un état de détente profonde. Grâce à des techniques de

relaxation et de visualisation, elle nous emmène dans un paysage intérieur où les gênes s'estompent et où la paix intérieure prend place. L'hypnose nous apprend à lâcher prise, à libérer les tensions accumulées et à nous connecter avec notre être intérieur paisible.
- Explorer les racines de l'anxiété : l'hypnose nous permet d'explorer les racines profondes de notre anxiété. Elle nous invite à plonger dans notre inconscient, à explorer nos pensées, nos croyances et nos expériences passées pour comprendre les origines de nos inquiétudes. En identifiant les causes profondes de notre anxiété, nous pouvons commencer à les transformer et à trouver des solutions durables.
- Restructurer les schémas de pensée : l'hypnose nous offre la possibilité de restructurer nos schémas de pensée négatifs. À travers des suggestions hypnotiques et des techniques de déprogrammation mentale, nous pouvons remplacer les pensées anxiogènes par des pensées positives et constructives. L'hypnose nous aide à cultiver une attitude mentale résiliente, à développer

la confiance en nous-mêmes et à adopter des perspectives plus saines face au stress et à l'anxiété.
- Techniques d'autohypnose pour la gestion du stress au quotidien : comme un fil qui nous guide vers l'autonomie et la liberté, l'hypnose nous apprend des techniques d'autohypnose que nous pouvons utiliser dans notre vie quotidienne pour diminuer le stress et l'anxiété. En nous connectant avec notre sagesse intérieure, nous pouvons apprendre à nous détendre rapidement, à calmer notre esprit agité et à trouver un refuge tranquille au milieu des tourbillons de la vie.

L'hypnose, telle une plume d'écriture, nous transporte dans un état de calme et de sérénité. Elle nous offre des mots doux pour apaiser notre esprit tourmenté et nous guide vers une réconciliation avec nous-mêmes. Dans la gestion du stress et de l'anxiété, elle nous invite à découvrir notre propre poème intérieur, où les vers de la paix et de la tranquillité se déploient harmonieusement.

Chapitre 24 - Hypnose et performance : sport, études, travail

L'hypnose se présente comme une alliée précieuse pour améliorer la performance dans différents domaines de notre vie. Dans ce chapitre, nous explorerons comment l'hypnose peut être utilisée pour optimiser nos capacités et atteindre des sommets de réussite dans le sport, les études et le travail.

- L'hypnose et le sport : l'hypnose se révèle être un outil puissant pour améliorer les performances sportives. Grâce à des techniques d'hypnose, les athlètes peuvent accéder à un état mental de concentration accrue, de visualisation positive et de confiance en soi. L'hypnose peut les aider à surmonter les blocages mentaux, à renforcer leur motivation et à optimiser leurs compétences physiques. Elle les guide vers une connexion profonde entre l'esprit et le corps, libérant ainsi leur plein potentiel.
- L'hypnose et les études : L'hypnose peut être un allié précieux pour améliorer les

performances académiques. En induisant un état de concentration profonde et en renforçant la motivation, l'hypnose peut aider les étudiants à mieux se concentrer, à retenir les informations plus facilement et à améliorer leur capacité d'apprentissage. Elle peut également les soutenir dans la gestion du stress lié aux examens et dans le développement de techniques de relaxation pour favoriser un état d'esprit propice à l'étude.
- L'hypnose et le travail : l'hypnose peut être un atout précieux pour optimiser la performance professionnelle. En améliorant la gestion du stress, en renforçant la confiance en soi et en favorisant la créativité, l'hypnose peut aider les individus à se surpasser dans leur carrière. Elle peut également être utilisée pour surmonter les obstacles mentaux, tels que la peur de parler en public, la procrastination ou le manque de motivation. L'hypnose nous invite à explorer nos ressources internes, à libérer notre potentiel et à atteindre des sommets de réussite professionnelle.
- Techniques spécifiques d'hypnose pour la performance : l'hypnose offre des techniques

spécifiques pour améliorer la performance dans divers domaines. Des suggestions hypnotiques ciblées, des visualisations guidées et des techniques de déprogrammation mentale peuvent être utilisées pour renforcer la confiance en soi, augmenter la motivation, améliorer la concentration et optimiser les compétences spécifiques nécessaires à chaque domaine. L'hypnose offre un espace d'exploration où les individus peuvent découvrir leurs propres ressources cachées et les mettre au service de leur réussite.
- Intégrer l'hypnose dans sa pratique quotidienne : l'hypnose peut être intégrée dans notre vie de manière régulière pour soutenir notre performance continue. Des séances d'autohypnose, des exercices de relaxation et des pratiques méditatives peuvent être incorporés dans notre routine pour cultiver un état d'esprit positif, renforcer notre confiance en nous-mêmes et optimiser notre potentiel de performance.

L'hypnose, telle une mélodie douce, nous invite à repousser les limites de notre potentiel. Elle éveille en nous une force intérieure insoupçonnée et nous guide vers l'accomplissement de nos aspirations. Dans le sport, les études et le travail, elle nous enseigne à embrasser notre pouvoir intérieur et à atteindre des sommets que nous n'aurions jamais crus possibles. Les mots envoûtants, de l'hypnose nous enveloppent de leurs influences bienveillantes et nous encouragent à nous élever vers des horizons de réussite.

Chapitre 25 - hypnose et thérapies complémentaires : hypnothérapie, hypnose médicale, hypnose éricksonnienne.

L'hypnose se déploie dans le domaine des thérapies complémentaires, offrant des perspectives nouvelles et des possibilités de guérison profonde. Dans ce chapitre, nous découvrirons l'hypnothérapie, l'hypnose médicale et l'hypnose éricksonnienne. Nous observerons comment elles peuvent être utilisées pour apaiser les maux de l'esprit et du corps.

- Hypnothérapie : L'hypnothérapie utilise l'hypnose comme outil thérapeutique pour explorer les racines des problèmes émotionnels et comportementaux. En accédant à l'inconscient, l'hypnothérapie permet de libérer des traumatismes passés, de reprogrammer les schémas de pensée négatifs et d'explorer les ressources internes pour favoriser la guérison. Elle nous invite à plonger au plus profond de notre être, là où réside la clé de notre épanouissement.
- Hypnose médicale : l'hypnose médicale s'intègre dans le domaine de la médecine en complément des traitements traditionnels. Elle offre une approche alternative pour soulager la douleur, diminuer les symptômes et favoriser la guérison. L'hypnose médicale utilise des suggestions hypnotiques pour induire un état de relaxation profonde, ce qui permet de réduire l'anxiété et de potentialiser l'efficacité des traitements médicaux. Elle nous guide vers un état de calme et de rétablissement, où la guérison prend vie.
- Hypnose éricksonnienne : l'hypnose éricksonnienne est une approche thérapeutique qui met l'accent sur la

communication subtile et les métaphores. Elle utilise des suggestions indirectes et des techniques hypnotiques personnalisées pour induire un état de transe profonde et faciliter le changement positif. L'hypnose éricksonnienne invite à plonger dans les profondeurs de notre subconscient, à explorer les symboles et les images pour dénouer les blocages et favoriser notre évolution personnelle.
- Intégrer l'hypnose dans les thérapies complémentaires : l'hypnose trouve sa place au sein des thérapies complémentaires, enrichissant ainsi leur approche globale de la santé et du bien-être.

a. Hypnose et acupuncture : l'hypnose peut être utilisée en conjonction avec l'acupuncture et surtout la digipuncture pour renforcer les effets thérapeutiques. En combinant les tapotements stimulants de la digipuncture avec les suggestions hypnotiques, on peut faciliter la relaxation profonde, équilibrer les flux énergétiques et favoriser la guérison holistique du corps et de l'esprit.

b. Hypnose et aromathérapie : l'hypnose peut être associée à l'aromathérapie pour amplifier ses bienfaits thérapeutiques. Grâce à des huiles essentielles spécifiques pendant une séance d'hypnose, on peut stimuler les sens olfactifs et favoriser un état de détente profonde. Les parfums deviennent alors des alliés dans notre voyage hypnotique, renforçant l'expérience et facilitant la guérison.

c. Hypnose et thérapie par la musique entrainante : l'hypnose peut être intégrée à la thérapie par la musique pour approfondir l'expérience hypnotique. Grâce à des compositions musicales spécifiquement sélectionnées pour induire un état de relaxation profonde, on peut accompagner la transe hypnotique et favoriser l'intégration des suggestions thérapeutiques. La musique entrainante devient ainsi un puissant outil qui amplifie l'impact de l'hypnose sur notre bien-être.

d. Hypnose et thérapies corporelles : l'hypnose peut être intégrée à diverses thérapies corporelles, telles que le massage, le reiki ou la chiropraxie. En induisant un état de relaxation profonde, l'hypnose facilite la réceptivité du corps aux techniques thérapeutiques utilisées. Elle renforce ainsi les bienfaits de ces thérapies, favorisant l'équilibre physique et énergétique.

e. Hypnose et psychologie transpersonnelle : l'hypnose peut être intégrée à la psychologie transpersonnelle pour approfondir la compréhension de soi et de notre relation avec le monde qui nous entoure. Avec l'hypnose comme un outil d'exploration des états de conscience élargis, on peut accéder à des niveaux de conscience supérieurs et entrer en contact avec des dimensions spirituelles profondes.

L'intégration de l'hypnose dans les thérapies complémentaires ouvre de nouvelles voies de guérison et d'épanouissement. En combinant les approches complémentaires avec l'art subtil de l'hypnose, nous plongeons dans un univers de possibilités infinies, où la poésie de la transformation prend vie.

Chapitre 26 - études de cas et scripts d'hypnose

Ce chapitre offre une plongée profonde dans le monde des études de cas et des scripts d'hypnose, révélant ainsi les histoires fascinantes et les mots envoûtants qui guident les voyageurs de l'esprit vers la guérison et la transformation.

- L'étude de cas de Marie, la danseuse blessée : comme un cygne gracieux qui se languit de son envol, Marie, une danseuse talentueuse, a été confrontée à une blessure qui menaçait de briser ses rêves. À travers une séance d'hypnose empreinte de douceur et de poésie, nous explorons les méandres de sa psyché, libérant les chaînes de la douleur et réveillant son potentiel de guérison. Marie apprend la respiration en cohérence cardiaque en 365, elle s'entraine à la visualisation en imaginant sa guérison et les victoires qu'elle engrangera ensuite, avec une séance hebdomadaire d'hypnose pendant trois mois, en tête-à-tête avec François, les ailes invisibles de la programmation sous hypnose ont permis à Marie de reprendre son envol et de monter plusieurs fois sur des podiums.
- L'étude de cas de Jean, le fumeur désireux de liberté : Jean est enchaîné par une habitude qui étouffe son souffle créatif. À travers deux séances d'hypnose, François lui proposa des mots sonnants comme des incantations de libération, ils explorèrent ensemble les méandres de sa dépendance et réveillèrent

les trésors enfouis de sa volonté. Les mots se transformèrent en bouffées d'air frais, purifiant l'esprit de Jean et éteignant le brasier des cigarettes. Jean se libéra de ses chaînes et trouva la liberté.

- L'étude de cas d'Élise, la dormeuse éveillée : Élise est en proie à l'insomnie qui la retient captive de la nuit. À travers quatre séances d'hypnose avec François, il lui susurra des mots identiques à celles des berceuses enchanteresses, ouvrant les portes du sommeil réparateur. Les mots se fondirent en une symphonie apaisante, éloignant les ombres de l'insomnie et invitant Élise à garder une étoile secrète, offerte par Morphée lors de l'un de ses voyages hypnotiques.
- L'étude de cas de Marc, l'artiste en quête d'inspiration : comme un peintre cherchant l'insaisissable muse, Marc était en quête d'inspiration pour raviver les flammes créatrices de son art. À travers cinq séances d'hypnose où les mots de François l'incitèrent à utiliser des pinceaux magiques, réveillant des couleurs vibrantes et des formes audacieuses des tableaux virtuels lui

apparurent en imagination, guidant Marc sur le chemin de la créativité retrouvée et renouvelée.

- L'étude de cas de Marjorie. Elle est une éternelle anxieuse. Comme une âme tourmentée cherchant refuge dans la sérénité, Marjorie était en proie à une anxiété qui ébranlait les fondations de sa personnalité. À travers huit séances d'hypnose, François utilisa des mots sous forme de mélodies apaisantes, ils explorèrent les méandres de ses peurs, libérant les nœuds de son inquiétude et cultivant en elle une grande paix intérieure. Elle découvrit un cocon de tranquillité après une régression hypnotique à une époque de l'enfance ou elle était humiliée à l'école.
- L'étude de cas de Pierre, le timide amoureux : comme un poète éperdument amoureux, Pierre était empreint de timidité qui éclipsait son désir de déclaration. À travers deux séances d'hypnose où les mots de François induisirent plusieurs manières de faire des déclarations d'amour. Après avoir exploré les blocages qui limitaient sa confiance, Pierre se

dévoila et ouvrit son cœur à l'objet de son affection.

Ces études de cas illustrent la puissance de l'hypnose à transcender les limites de l'âme humaine. Les scripts d'hypnose offrent une guidance pour l'hypnothérapeute qui s'occupe des réactions de son patient. Les scripts sont des trésors et accompagnent à coup sûr l'hypnothérapeute à conduire le patient vers un monde de guérison et d'épanouissement.

Chapitre 27 - éthique et responsabilité en hypnose

Tel un poème éthéré, ce chapitre explore les notions d'éthique et de responsabilité qui guident la pratique de l'hypnose. Dans l'univers envoûtant de l'hypnose, où les frontières entre les esprits se mêlent et se fondent, il est primordial de marcher sur le fil ténu de l'intégrité et du respect.

- L'éthique de l'hypnose : comme un code d'honneur gravé dans l'âme, l'éthique de l'hypnose guide les praticiens vers une pratique respectueuse et bienveillante. Cela

inclut le respect de la dignité et de l'autonomie du sujet, l'engagement à ne pas nuire, la confidentialité absolue et l'obligation de se former et de se perfectionner en continu. L'éthique de l'hypnose transcende les intérêts personnels pour placer le bien-être du sujet au cœur de chaque interaction.
- Le consentement éclairé : tel un contrat sacré entre l'hypnothérapeute et le sujet, le consentement éclairé établit les fondations d'une relation de confiance. Il implique une communication claire et transparente sur les objectifs, les procédures et les limites de la séance d'hypnose. Le consentement éclairé permet au sujet de participer activement à son propre processus de transformation et garantit le respect de ses choix et de son intégrité.
- La responsabilité du praticien : comme un gardien de la lumière, le praticien de l'hypnose assume la responsabilité de guider les esprits avec sagesse et bienveillance. Il reconnaît l'importance de sa propre intégrité et de son développement personnel. Le praticien prend également conscience des limites de ses compétences et sait orienter les

sujets vers d'autres professionnels lorsque cela est nécessaire.
- La gestion des risques et des complications : comme un navigateur expérimenté sur les flots tumultueux, le praticien de l'hypnose est conscient des risques et des complications qui peuvent survenir. Il s'engage à maintenir un environnement sûr et sécurisé, à évaluer attentivement les besoins et les ressources du sujet, et à ajuster sa pratique en conséquence. En cas de complications, il est prêt à agir avec diligence et à prendre les mesures appropriées pour protéger le bien-être du sujet.
- L'intégrité et la continuité de la pratique : comme un gardien des traditions anciennes, le praticien de l'hypnose reconnaît l'importance de maintenir l'intégrité et la continuité de la pratique. Il respecte les principes fondamentaux de l'hypnose, tout en étant ouvert aux nouvelles découvertes et aux avancées de la science. Il s'engage à se former et à se tenir informé des développements dans le domaine de l'hypnose, afin d'offrir à ses sujets les meilleures pratiques possibles.

L'éthique et la responsabilité en hypnose sont les gardiennes de la noblesse et de la dignité de cette pratique millénaire. Comme un poète en quête de vérité, le praticien de l'hypnose marche sur le chemin de l'intégrité, du respect et de la bienveillance. Il sait que chaque interaction hypnotique est une occasion de toucher les âmes, de guérir les blessures et de révéler la beauté cachée en chacun.

Chapitre 28 - éthique professionnelle en hypnose

Tel un poème envoûtant, ce chapitre explore les profondeurs de l'éthique professionnelle en hypnose. Dans l'univers mystérieux de la pratique hypnotique, où les esprits se rencontrent et se transforment, l'éthique se dresse comme un phare, guidant les praticiens vers l'intégrité, la responsabilité et le respect.

- Le respect de la dignité humaine : comme un noble idéal, le respect de la dignité humaine est le fondement de l'éthique professionnelle en hypnose. Les praticiens reconnaissent la valeur intrinsèque de chaque individu et s'engagent à traiter leurs sujets avec respect, bienveillance et non-jugement. Ils veillent à préserver l'autonomie et la confidentialité des sujets, et à ne jamais exploiter ou manipuler leur vulnérabilité.

- La compétence et la formation continue : comme un artisan qui perfectionne son art, le praticien en hypnose se consacre à l'acquisition de compétences solides et à la formation continue. Ils se forment auprès de professionnels qualifiés, se tiennent informés des avancées scientifiques et pratiques de l'hypnose, et veillent à maintenir leur expertise à jour. Ils reconnaissent également les limites de leurs connaissances et savent quand faire appel à d'autres professionnels si besoin.
- L'intégrité et l'honnêteté : comme un poète de la vérité, le praticien en hypnose cultive l'intégrité et l'honnêteté dans toutes ses interactions professionnelles. Ils fournissent des informations claires et précises sur les objectifs, les procédures et les attentes liées à la séance d'hypnose. Ils évitent tout langage trompeur, toute promesse exagérée et toute pratique malveillante. L'intégrité est leur

boussole éthique, les guidant vers des actions justes et équitables.
- La confidentialité et la protection des informations : comme un gardien des secrets les plus intimes, le praticien en hypnose respecte la confidentialité et protège les informations personnelles des sujets. Ils veillent à ce que les informations recueillies pendant la séance d'hypnose restent confidentielles, sauf si la loi l'exige. Ils mettent en place des mesures de sécurité pour protéger les données personnelles et prévenir tout accès non autorisé.
- La collaboration et le respect d'autres professionnels : comme un maillon d'une chaîne complexe, le praticien en hypnose reconnaît l'importance de la collaboration et du respect envers les autres professionnels de la santé. Ils travaillent en partenariat avec d'autres praticiens pour assurer la meilleure prise en charge des sujets, en respectant les domaines de compétence de chacun. Ils communiquent de manière respectueuse et constructive avec les autres professionnels, dans l'intérêt supérieur du sujet.

- La transparence et l'information éclairée : tel un phare qui éclaire les eaux sombres, le praticien en hypnose encourage la transparence et l'information éclairée. Ils fournissent aux sujets des informations claires et compréhensibles sur les procédures, les bénéfices, les risques et les alternatives à l'hypnose. Ils encouragent les sujets à poser des questions et à exprimer leurs préoccupations, et veillent à ce qu'ils aient toutes les informations nécessaires pour prendre des décisions éclairées.

Chapitre 29 - précautions et contre-indications de l'hypnose

Dans les dédales de l'esprit humain, l'hypnose se déploie tel un tableau captivant. Mais, comme tout art délicat, elle nécessite certaines précautions. Ce chapitre explore les précautions et contre-indications de l'hypnose, ces frontières délicates où la prudence éclaire le chemin de l'exploration hypnotique.

- Les précautions liées à la santé mentale : comme un funambule marchant sur un fil fragile, le praticien en hypnose doit être conscient des précautions liées à la santé mentale de ses sujets. Certaines conditions psychiatriques, telles que la schizophrénie, les troubles dissociatifs ou les troubles de la personnalité, nécessitent une approche prudente et spécifique. Il est essentiel de travailler en collaboration avec des professionnels de la santé mentale pour évaluer la pertinence de l'hypnose dans ces cas.
- Les précautions liées à la santé physique : comme un médecin attentif, le praticien en hypnose doit prendre les précautions liées à la santé physique de ses sujets. Certaines affections médicales, telles que l'épilepsie non contrôlée, les troubles cardiovasculaires graves ou les troubles respiratoires sévères, nécessitent une évaluation médicale préalable et une adaptation des procédures hypnotiques. La sécurité et le bien-être des sujets sont prioritaires.
- Les précautions liées aux traumatismes : comme un gardien des âmes blessées, le

praticien en hypnose doit aborder avec prudence les sujets ayant vécu des traumatismes. L'hypnose peut raviver des souvenirs douloureux ou provoquer des réactions émotionnelles intenses. Il est donc essentiel de créer un espace de sécurité et de bienveillance, en adaptant les techniques hypnotiques aux besoins spécifiques des personnes ayant vécu des traumatismes.

- Les précautions liées à l'éthique et à la sécurité : comme un défenseur des valeurs, le praticien en hypnose doit prendre des précautions éthiques et sécuritaires. Il est primordial d'obtenir le consentement éclairé des sujets, en leur fournissant des informations claires sur les objectifs, les procédures et les risques de l'hypnose. La sécurité physique et émotionnelle des sujets doit être garantie à tout moment, en évitant toute exploitation ou manipulation.
- Les contre-indications de l'hypnose : comme un signal d'alerte, les contre-indications de l'hypnose mettent en garde contre les situations dans lesquelles l'hypnose pourrait être inappropriée ou contre-productive. Parmi les contre-indications courantes, on

trouve les troubles de la personnalité non traités, les troubles alimentaires sévères, les addictions actives, les maladies de la coagulation sanguine, ou encore les problèmes cognitifs sévères. Il est essentiel de considérer ces contre-indications pour préserver la sécurité et le bien-être des sujets.

Tel est le paysage des précautions et contre-indications de l'hypnose, un territoire subtil où la vigilance et le discernement guident les pas du praticien. L'hypnose, dans son éclat mystérieux, appelle à une approche éthique et responsable. Telle une danse harmonieuse entre le praticien et son sujet, elle exige respect, bienveillance et intégrité. Ainsi, en naviguant avec sagesse à travers les précautions et contre-indications, le praticien en hypnose peut embrasser l'art de l'hypnose avec confiance et responsabilité.

Chapitre 30 - Conclusion

Tel un voyageur épris d'explorations intérieures, nous arrivons au terme de cette odyssée hypnotique. À travers les mots tissés avec la plume, nous avons sondé les méandres de l'hypnose, ce royaume fascinant où l'esprit et l'âme s'unissent dans une danse envoûtante. Nous avons levé le voile sur ses mystères et révélé ses multiples facettes, guidés par la passion de la connaissance et l'amour de la transformation.

Dans les méandres de l'hypnose, nous avons découvert une puissance insoupçonnée, capable d'ouvrir des portes insoupçonnées dans l'inconscient. Nous avons exploré les différents courants de l'hypnose, des classiques aux humanistes en incluant l'éricksonnienne, chaque voie offrant ses propres trésors et éclairant le chemin de la transformation.

Nous avons découvert les bienfaits de l'hypnose sur le corps et l'esprit, une véritable alchimie qui permet de libérer le potentiel enfoui en chacun de nous. Des techniques d'induction rapide aux approfondissements de l'état hypnotique, nous avons dévoilé les outils précieux qui guident l'esprit vers des horizons inexplorés.

Au-delà des techniques, nous avons plongé dans les eaux profondes de l'âme humaine, explorant les recoins de la préparation mentale, de l'établissement d'un lien de confiance avec le sujet, de la découverte de l'autohypnose et de l'utilisation des suggestions post-hypnotiques. Nous avons fait face aux défis éthiques et éclairé les précautions nécessaires pour préserver la sécurité et le bien-être des sujets.

Dans cette aventure hypnotique, nous avons rencontré des études de cas éclairantes qui ont donné vie à l'art de la transformation. Nous avons exploré les domaines spécialisés de l'hypnose, qu'il s'agisse de la gestion du stress et de l'anxiété, du développement personnel, de la santé physique et mentale, des habitudes et des addictions, de la créativité ou des relations interpersonnelles.

Enfin, nous avons contemplé l'éthique et la responsabilité en hypnose, des valeurs essentielles qui guident le praticien sur le chemin de la bienveillance et du respect. Nous avons reconnu l'importance de l'intégrité, de la transparence et de l'information éclairée, tissant un lien de confiance solide entre le praticien et le sujet.

En conclusion, l'hypnose se révèle comme un art subtil et puissant, capable de guider les âmes vers des horizons insoupçonnés. Tel un poète qui transforme les mots en poésie, le praticien en hypnose utilise ses compétences et sa sensibilité pour éveiller le potentiel de chaque individu. Que ce livre, inspiré par la plume de l'auteur hypnothérapeute de renommée, serve de guide et d'inspiration à tous ceux qui cherchent à explorer les merveilles de l'hypnose !

Comme un voile levé sur les secrets de l'âme, l'hypnose nous rappelle que nous sommes les artisans de notre propre transformation. Dans cette danse envoûtante entre l'esprit et l'inconscient, nous découvrons que les limites sont souvent des mirages, et que la véritable puissance réside en nous. À travers l'hypnose, nous nous éveillons à la beauté de notre être intérieur et embrassons la magie de la transformation.

Que cet ouvrage soit un compagnon fidèle pour les praticiens en quête d'excellence et de bienveillance.

Ainsi se conclut notre périple hypnotique, une aventure qui a éclairé nos esprits et enflammé notre âme. Que les connaissances acquises dans ces pages se transforment concrètement !

Chapitre 31 - Exemple d'un script d'hypnose en séance

Dans l'écrin du confort, laissez-vous emporter,
Vos paupières closes, l'apaisement vous habite.
Rappelez-vous ce moment où la joie s'est levée,
Un souvenir agréable où l'âme se délite.

Peut-être, vous êtes-vous trouvé au sein d'un paysage,
D'une nature enchanteresse, d'une beauté sans âge.
Les montagnes majestueuses se dressent en visage,
Les vallées verdoyantes vous offrent leur hommage.
L'air est empreint d'un parfum enivrant,
Fleurs sauvages ou pins odorants,
Inspirez profondément, ce souffle rafraîchissant,
Emplit vos poumons, vous porte éperdument.
Les couleurs chatoyantes se déploient devant vos yeux,
Comme une palette de bonheur, un tableau lumineux.
Les teintes vives et douces dansent avec harmonie,
Éveillant vos sens, ravivant la symphonie.
Sentez la douceur de l'herbe sous vos pieds nus,
La caresse du vent, une brise bienvenue.
Une source murmure peut-être un ruisseau suspendu,
Ou les vagues de l'océan, leur chant mélodieux.
Laissez ce souvenir, vibrant et épanoui
Se développer en vous, éclore infiniment.
Explorez ses recoins, détaillez chaque bruit sourd,
Chaque sensation, chaque émotion, intensément.

Touchez du bout des doigts la matière vivante,
Le grain du bois, le velours d'une fleur odorante.
Laissez la magie de ce souvenir vous enivrer,
 Et, dans votre cœur, entrer la joie.
Dans le calme enveloppant, laissez-vous guider,
Inspirez doucement, jusqu'à 5, laissez-vous porter.
Puis expirez avec douceur, jusqu'à 10, détendez,
Observez votre respiration, sans rien modifier.
Prenez conscience de ce flux vital, si précieux
Le va-et-vient de l'air, subtil et gracieux.
Entrez à votre rythme, dans une détente profonde
Les ondes cérébrales ralentissent.
Naturellement et automatiquement,
Observez votre respiration.
Comme une danse harmonieuse, corps et esprit unis
Laissez la détente s'installer, telle une douce mélodie.
Les inspirations caressent vos lèvres, légères
Les expirations vous libèrent.
Sentez la quiétude se propager,
Un océan de calme, une paix réconfortante.
Les tensions se dissipent,
Votre être s'abandonne, profondément détendu, serein.
Dans cet état de tranquillité, vous vous ressourcez,

Les bienfaits de l'observation, votre être en témoigne.
Laissez votre souffle être votre guide intérieur,
Vers un état de relaxation, de bonheur épuré.
Dans cet espace de quiétude, vous êtes en sécurité,
Vos pensées s'apaisent, votre esprit se purifie.
Lorsque vous vous sentirez prêt, doucement ouvrez les yeux,
Portant avec vous cette sérénité, ce précieux joyau.
Le présent brille intensément, un nouveau souffle se dévoile,
Enraciné dans l'instant, vous avancez avec émoi.
Prenez tout votre temps, un temps de lâcher-prise
Offrez-vous ce précieux moment, le temps se précise.
Observez les sensations qui émergent en vous,
Accordez-vous cette pause, cette invitation au rendez-vous.
À présent, pensez à un souvenir agréable,
Peut-être des vacances, une escapade mémorable.
Nous avons tendance à préférer ces instants d'évasion,
Aux journées ordinaires, banales, sans passion.
Laissez les images de tranquillité et de calme,
Se projeter sur l'écran de votre esprit.
Prenez votre temps, accordez-vous cet espace

Permettez-vous de vous détendre, d'explorer la grâce.
Imaginez-vous entrer dans une bulle de coton,
	Où flotter dans un nuage, telle une douce chanson ?
Chaque début a un but, une intention sincère,
Modifier une facette de votre programmation, l'actualiser.
L'apprentissage du lâcher-prise est notre quête,
L'objectif de cette séance d'hypnose se concrétise.
À chaque instant, vous êtes conscient, rassurez-vous
Accordez votre confiance à votre inconscient, sans remous.
Avancez doucement, en toute quiétude
Permettez-vous ce travail intérieur, une certitude.
Libérez, détendez-vous mentalement et physiquement
Dans le silence apaisant, respirez profondément.
Vous êtes libre d'écouter ou de ne pas entendre,
Votre subconscient est attentif, il se déploie et apprend.
Il enregistre, trie, ajuste votre réserve émotionnelle,
Accompagnant votre cheminement, telle une sentinelle.

Dans cet état de réceptivité, de douce transformation,
Permettez-vous d'explorer votre être, sans hésitation.
Libérez, détendez, dans la quiétude de votre espace
Votre subconscient s'éveille, vous guide vers une nouvelle place.
Savourons ce moment de détente, paisiblement
Comme un enfant bercé par une histoire, sagement.
Une belle histoire dévoile un rêve enchanteur,
Laissons le temps s'écouler, notre corps se repose, sans peur.
Permettons à nos pensées de se détacher, de s'évader,
Cessons simplement de penser, sans rien juger.
Lorsque la détente profonde et intense se manifeste,
Notre conscient ne remet plus rien en question, il s'atteste.
Les phrases, les mots, les silences n'ont plus d'importance,
Les pensées s'évaporent, prennent leur envol en cadence.

Elles s'éloignent toujours plus, laissant place au discours intérieur

Laissant notre subconscient prendre le pouvoir, en toute quiétude.

La partie de nous qui guide notre subconscient,

Demande que nous ne prenions pas conscience, trop tôt,

Que nous entrions dans une transe, un état différent

Un moment qui semble court ou long, à l'instar d'un bateau.

Une impression de cohérence lucide s'installe en nous,

Nous avançons vers cet état de transe, sans tabou.

Une transe hypnotique que nous vivons,

Un voyage intérieur où les potentialités se dévoilent, sans contrainte.

Laissez-vous porter par cette expérience inconnue,

Où la relaxation se mêle à la transe, telle une avenue ?

Explorez les profondeurs de votre être, en confiance

Découvrez les merveilles cachées dans votre conscience.

À mesure que vous progressez, ouvrez votre esprit,

Accueillez cette transe hypnotique, une porte qui s'ouvre infinie.
Dans cet état de grâce, vous évoluez en toute liberté,
Révélant ainsi le potentiel insoupçonné de votre réalité.
Détendez-vous, laissez-vous aller,
Votre respiration demeure calme, régulière.
Je vais vous guider pour détendre chaque muscle de votre corps,
Du sommet de votre tête jusqu'à vos pieds, dans un accord.
Commencez par les muscles de votre cuir chevelu,
Libérez-les, détendez-les, laissez-les se desserrer, sans tumulte.
Sentez cette douce détente se propager dans tout votre être,
Les muscles et les nerfs se libèrent, vous pouvez les aider à se détendre.
Paisiblement, calmement, sereinement, en toute sagesse,
Détendez ensuite les muscles de votre visage, sans tristesse.
Les muscles du front, les muscles des mâchoires se libèrent,

Laissez-les se détendre, une sensation apaisante s'enclenche, sincère.

Dirigez votre attention vers les muscles de votre cou,

Libérez-les doucement, laissez-les se détendre à leur tour.

La détente se répand, se diffuse dans les muscles cervicaux,

Un relâchement profond, une tranquillité qui se dévoile.

Maintenant, portez votre attention aux muscles de vos épaules,

Ils se détendent complètement, totalement, sans débord.

Observez, ressentez cette sensation de relâchement

Paisiblement, calmement, sereinement, dans l'apaisement.

À chaque expiration, votre corps se libère un peu plus,

Vous entrez dans la relaxation, guidé par votre souffle, c'est doux.

L'expiration s'étire, deviens plus longue que l'inspiration,

Un relâchement progressif, une profonde détente en action.

Les muscles de votre thorax, puis de votre abdomen,
 Ils se détendent à leur tour, dans un mouvement serein.
Laissez cette relaxation envahir votre être,
Paisiblement, calmement, sereinement, en toute quiétude, éphémère.
Les muscles de votre dos, du haut au bas
 Ils se délassent, se détendent, s'abandonnent ici-bas.
Les tensions s'évanouissent, laissant place à la tranquillité
Un relâchement total, une sensation de légèreté.
Les muscles de votre bassin se détendent, se délient
Libérez, relaxez, une paisible symphonie qui s'établit.
Imaginez une bulle de sécurité vous enveloppant,
Votre corps s'y enfonce, comme sur un nuage flottant.
Une agréable sensation accompagne votre ressenti corporel,
Une légèreté grandissante, une détente réelle.
Les muscles de vos cuisses se détendent à leur tour,
Le relâchement séjourne en retour.

Les muscles de vos mollets, de vos jambes s'apaisent

Une relaxation progressive, une détente qui ne cesse.

Les muscles de vos chevilles de vos pieds se détendent,

Paisiblement, calmement, sereinement, une détente s'installe.

Vous êtes maintenant enveloppé d'un profond relâchement,

Votre corps est léger, flottant, comme porté par le vent.

Sentez-vous bien, apaisé, dans cette bulle de sérénité

Paisiblement, calmement, sereinement, laissez-vous aller en intégrité.

Portez désormais votre attention sur vos mains,

Observez-les, ressentez-les, en un instant.

Peut-être remarquerez-vous une sensation particulière,

Une main plus lourde, une autre plus légère.

Imaginez votre main droite, ressentez-la intensément,

Est-elle plus légère ou la gauche, simplement ?

À présent, concentrez-vous sur votre main gauche,

Est-elle plus lourde ou la droite qui se défausse ?

Dans un instant, vous le saurez sans nul doute,
Laquelle est légère, laquelle est plus lourde, sans déroute.
Identifiez maintenant votre main la plus légère,
Aidez-la à se sentir encore plus légère, sincère.
Imaginez un ballon, léger, coloré, aérien
Choisissez sa teinte, sa couleur, d'un air serein.
Ce ballon est attaché à votre poignet par une ficelle,
Qui rend votre main légère, plus légère qu'une plume rebelle
Le ballon tire doucement votre main vers le haut,
Sans effort, sans contrainte, dans un mouvement si doux.
Je compterai de 10 jusqu'à 1, lentement
À chaque chiffre, votre main s'élève tranquillement.
10 - 9, votre main s'allège encore plus,
Sans effort, votre main est guidée par le ballon, dans un élan diffus.
8 - 7, votre main s'élève, légère et détendue,
Vers les hauteurs célestes, vers un état incongru.
6 - À son rythme, à sa propre manière ;
Votre main s'élève, sans hâte, sans barrière.
5 - 4, ressentez la légèreté qui l'enveloppe,
Un plaisir subtil, une sensation qui s'attrape.

3 - Elle monte aisément, sans contrôle ;
Votre main s'élève, répondant à cette suggestion.
2 - 1, votre main atteint son point le plus haut,
En harmonie avec votre être intérieur, uni en un seul écho.
La main se positionne dans une posture confortable,
Vous entrez alors dans un état de détente profonde, agréable.
Vos ondes cérébrales se ralentissent doucement,
Laissez-vous aller, à votre rythme, tranquillement.
Prenez le temps, le temps du lâcher-prise
Accordez-vous ce moment, sans aucune emprise.
Je compterai jusqu'à 5, à chaque chiffre
Vous plongerez plus profondément, sans être figé.
1 - Imaginez-vous dans une bulle de sécurité,
Une bulle d'air, où vous respirez en toute sérénité.
À chaque expiration, vous pénétrez davantage dans la bulle,
Une sensation de douceur et de calme qui vous émoustille.
2 - Vous vous enfoncez de plus en plus,
Dans cet état doux, cotonneux, merveilleux.
3 - Une sensation agréable vous envahit,
Vous vous libérez.
4 - Vous vous sentez bien, si bien ;

Simultanément ici et ailleurs, en transe, tout de même conscient.

5 - Enveloppé dans cette bulle apaisante,
Vous réalisez que vous pouvez aller plus loin encore, c'est fascinant.
Laissez le temps s'écouler, sans rien faire
Accordez-vous le temps, laissez votre main agir.
Pendant les prochaines minutes, écoutez sans écouter,
Entendez simplement, laissez votre inconscient travailler.
Au fil des années, vous avez appris à désapprendre
À sucer votre pouce, à acquérir de nouvelles connaissances, à comprendre.
Vous avez laissé votre inconscient apprendre, intégrer
Certains réflexes, conditionnements qui se sont créés.
Aujourd'hui, pourriez-vous apprendre,
Apprendre à entrer en transe à la demande, sans attendre.
Maintenant, tu te trouves devant un escalier,
Il peut être en bois, en pierre ou d'un autre matériau familier.
Visualise-le selon ton imagination,

Chaque marche te rapproche de ton subconscient, dans cette situation.

Descends lentement, progressivement, en te concentrant,

Sur l'expansion de ta conscience, dans le moment présent.

Ton inconscient est ouvert, réceptif, prêt à apprendre

À intégrer de nouvelles connaissances, à se comprendre.

Chaque marche que tu descends te permet davantage d'entrer en transe

Dans un état de transe profonde, sans aucun débordement.

Sens la fluidité de ton esprit, lâche prise sur les pensées

Plonge plus profondément, explore cet espace enchanté.

Peu importe le nombre de marches de l'escalier,

Chaque descente te rapproche de ton être intérieur, secret.

Profite de cette expérience, de cet état modifié

Où tu peux te ressourcer, te détendre en toute sécurité

À présent, laisse-toi guider par cette descente en transe,

En harmonie avec ton subconscient, une union intense.
Tu es prêt à recevoir, à intégrer, à transformer,
Dans cet état profond, la magie de l'inconscient peut opérer.
Dans ton chemin de vie, tu as traversé diverses expériences,
Certaines joyeuses, d'autres plus éprouvantes, en révérence.
Ton inconscient a enregistré ces instants, conscients ou non
Et, parfois, des traumatismes se sont créés, en question.
 Mais, sache que ton inconscient est doté d'une plasticité,
Une capacité à changer, à se transformer, en réalité.
Tu peux mobiliser cette ressource, prendre une décision,
C'est un acte décisif, une étape essentielle dans ta vision.
En t'appuyant sur cette neuroplasticité, tu peux guérir,
Intégrer les expériences passées, les laisser s'épanouir.

Libère-toi des poids qui t'entravent, laisse-les s'envoler,
Transforme tes blessures en force, tu peux te régénérer.
Chaque jour, choisis d'activer cette merveilleuse capacité,
Laisse ton inconscient œuvrer, avec une profonde sérénité.
Tu es maître de ton propre cheminement intérieur,
 Et, ton inconscient est là, prêt à t'accompagner dans cet élan prometteur.
Tu es animé d'une motivation profonde pour te libérer,
Des fardeaux du passé, des entraves qui t'ont pesé.
Ta décision, tu la mets en œuvre, tu la concrétises,
En entamant ce processus d'hypnose, tu agis, tu t'harmonises.
Cette décision est unique, elle défie les anciennes,
Celles oubliées qui t'ont freiné, qui t'ont fait peine.
Ton inconscient est prêt à recevoir une nouvelle programmation,
À nettoyer les schémas obsolètes, sans justification.
Pas besoin de comprendre chaque détail, chaque nuance

Par habitude, tu as vécu avec d'anciennes croyances.
Aujourd'hui, tu annules ces programmes du passé,
Pour installer ceux que tu décides, en toute sérénité.
Ton inconscient enregistre ta décision capitale,
Comme un ordinateur qui reçoit de nouvelles lignes de code.
Il est programmé par la génétique, l'enfance, les expériences,
Créant des automatismes, des habitudes, des résonances.
Dans un instant, tu vas lui transmettre tes instructions,
Des consignes positives, une programmation en adéquation.
Tu es le concepteur de ton propre changement intérieur,
  Et, ton subconscient est prêt à soutenir ta transformation, avec ferveur.
Ensemble, toi et ton inconscient, vous œuvrez main dans la main,
Pour créer une réalité alignée, pleine d'épanouissement serein.
Chaque jour, tu renforces cette nouvelle programmation,

Et, tes actions reflètent ta décision, ta détermination sans condition.
Dans cet état de profonde réceptivité qu'apporte l'hypnose,
Ton inconscient s'ouvre, se fait réceptif, repose.
Prends un instant pour réfléchir à ce que tu désires ardemment,
Plus de chance, un bonheur durable, une sérénité constante,
La confiance en toi-même, une force intérieure grandissante
Et, d'autres décisions personnelles, importantes à ton cheminement.
Confirme cette programmation en inspirant profondément,
Retenant l'air un instant, ressentant chaque souffle présent,
Puis expire doucement, desserrant les tensions, en toute quiétude
Ancrant cette intention, cette programmation en amplitude.
Imagine maintenant que ces objectifs se réalisent,
Comme si c'était déjà le cas, une réalité concrète et paisible.
Visualise chaque détail, chaque sensation, chaque émotion,

Sens-toi déjà comblé, épanoui, dans cette transformation.
Ton esprit est un outil puissant, une force créatrice infinie,
La PNL t'offre des clés pour exploiter cette énergie.
Utilise le pouvoir des affirmations positives, des pensées constructives
Pour reprogrammer tes schémas, créer une réalité prospère, productive.
Chaque jour, répète ces affirmations, avec foi et détermination
Ancre-les dans ton subconscient, telle une révélation.
Répète-les à haute voix, ou en silence, dans la méditation
 Et, laisse ton esprit s'imprégner de cette nouvelle direction.
Ressens la gratitude pour ces changements en cours,
Chaque progrès, chaque pas vers une vie plus belle.
Sache que tu as en toi toutes les ressources nécessaires,
Pour réaliser tes aspirations, tes rêves les plus sincères.

Lorsque tu te retrouveras face à des défis, des épreuves
Rappelle-toi de cette programmation, de ces intentions neuves.
Reste serein, confiant, faisant preuve de résilience
Parce que tu es le créateur de ta réalité, avec toute ta puissance.
Dans cet état d'hypnose, tu as activé ta capacité de réorganisation,
Ta nouvelle programmation te guide vers un nouvel équilibre, une meilleure perception.
Chaque session où tu te relaxeras pour faire de l'autohypnose renforcera ces nouvelles connexions neuronales,
Tu te rapproches davantage de ton potentiel, de ta réalisation maximale.
Permets à ces suggestions de s'enraciner profondément,
Dans ton esprit, ton cœur, ton être tout entièrement.
Et, observe les changements se manifester dans ta vie,
Comme une symphonie harmonieuse, une mélodie infinie.
Rappelle-toi toujours que tu es maître de ta destinée,

Et, que tu peux reprogrammer ton esprit, en toute liberté.

Dans cet état hypnotique, tu as ouvert les portes du possible,

Ensuite, tu avances avec confiance, vers un avenir plus épanouissant, indicible.

Dans cette magnifique campagne, au bord de la paisible rivière

Tu te promènes en toute quiétude, loin des gènes éphémères.

Seul(e) dans ce havre de paix, tu ressens une profonde sérénité,

L'endroit respire la tranquillité, laissant tes pensées s'apaiser.

Le chemin serpente le long de la rivière, épousant chaque courbe

Son flot lent et calme t'invite à observer, à marcher sans encombre.

L'eau contourne délicatement les obstacles, pierres et branches effleurant,

Tu ressens la fraîcheur sur ton visage, tes mains, une sensation bienfaisante.

Pourriez-vous écouter, voir, sentir, goûter, toucher

La rivière murmure sa mélodie douce, telle une symphonie à contempler.

Transparente et translucide, elle te révèle ton propre reflet,
Comme une invitation à te connaître, à te redécouvrir en cet endroit parfait.
Le fond de la rivière abrite une faune et une flore merveilleuses,
Des poissons dansent, les algues ondulent, les nénuphars sont éclatants de couleur.
Trouve une cachette, une cavité propice à ton repos intérieur
Sous une branche, près des cailloux, crée ton havre de paix, ta demeure.
Observe les roseaux qui dansent, le papillon bleu qui s'envole,
Les arbres généreux qui apportent l'ombre, une douce parole.
Sens le vent caresser ta peau, inspirant l'air pur et régénérant
Ce lieu magique t'offre sérénité, sécurité, un cadre inspirant.
Capture mentalement l'image de cet endroit, de ta cachette bienveillante
Un souvenir précieux, une ressource puissante et apaisante.
Trempe les mains, tes pieds dans l'eau, pour te rafraîchir, te purifier,

Une libération des poids passés, une nouvelle énergie à nourrir.
Assis(e) face à la rivière, sur une pierre plate, tu contemples,
Le bonheur et la sérénité se dessinent tel un tableau aimable.
Comme ce cours d'eau tranquille, ta vie s'écoule harmonieusement,
Le bonheur se construit chaque jour, à travers tes pensées grandissantes.
Dans cet instant présent, accepte de ne rien faire, de ne pas penser,
Ouvre-toi à l'écoute, à l'observation, aux sensations qui t'envahissent.
Laisse le bonheur te guider, se déployer en toi, minute après minute
Ton nouveau programme prend racine, tes ressources se fortifient, tu t'épanouis.
Repose-toi maintenant, allonge-toi sur l'herbe douce et parfumée,
Laisse le bien-être pénétrer ton être, t'envahir en toute quiétude.
Profite de ce moment privilégié, de ce paysage enchanteur
Grave cette expérience magique en toi, elle restera un trésor.

Lorsque tu ouvriras les yeux, souviens-toi de cette expérience précieuse

Maintenant, doucement, je t'invite à quitter ce magnifique paysage.

Il est temps de revenir à ton état d'éveil complet, en gardant en toi cette expérience.

1, tu sens une sensation énergisante parcourir tout ton corps.

2, cette énergie se renforce, te préparant à ton réveil.

3, tu émerges lentement, en reprenant conscience de ton environnement.

4, ta respiration est calme et naturelle, tu te sens revigoré(e).

Tu conserveras cette énergie et cet état de bien-être dans les jours à venir.

5, tu inspires profondément, sentant une belle énergie circuler en toi.

6, 7, tu te rapproches encore plus de ton état d'éveil, sentant chaque partie de ton corps s'animer.

8, 9, tu commences à bouger doucement les pieds, tes mains, sentant ta présence physique se rétablir.

10, tu es maintenant complètement éveillé(e), prêt(e) à continuer ta journée avec une nouvelle énergie et un sentiment de paix intérieure.

Prends le temps nécessaire pour t'adapter à ton environnement et à ton état d'éveil. Si tu en ressens le besoin, n'hésite pas à te lever, à t'étirer et à te mouvoir en douceur. Cette expérience reste en toi, prête à influencer positivement ta vie à venir.

Je te remercie d'avoir participé à cette séance d'hypnose. Tu as fait un excellent travail.

Note : ce script est la structure d'un travail en hypnose profonde, vous pouvez rajouter d'autres suggestions en fonction du besoin du patient. Il n'est pas recommandé de l'utiliser en autohypnose sans formation et sans supervision.

Code ISBN : 9798850070007
Marque éditoriale : Independently published
Copyright © 2023 François Kiesgen de Richter

www.ingramcontent.com/pod-product-compliance
Lightning Source LLC
Chambersburg PA
CBHW050010230526
45465CB00003BB/1357